改訂3版

透析 nurse

薬剤
ポケットブック

**適正投与量&服薬指導の
ポイントがひとめでわかる!**

I&H 株式会社学術研修部
平田純生
編著

MC メディカ出版

はじめに

　腎機能のうち透析によって代償できる機能は，老廃物の除去，水分・血清電解質とアシドーシスの是正に過ぎません．腎にはホルモン分泌，血圧の調節，骨代謝の調節など代償できない機能も多くあります．そのため腎不全は「内科の集大成」ともいわれるように複雑で，さまざまな合併症が発症しやすい病態であり，薬物療法は透析患者のQOL改善，生命予後の改善には欠かすことができません．わが国では，患者の高齢化に伴い，透析患者特有の合併症治療薬だけではなく，実にさまざまな薬剤を併用せざるを得ないことが多々あります．

　症状を改善するために，病気を治すために使われる薬ではありますが，腎機能の廃絶した透析患者への薬の使い方はとても難しく，うまく使わないと副作用が現れることもよくあります．しかし，透析医療はチーム医療で成り立っています．薬については医師と薬剤師に任せておけばよいという時代は終わりました．透析患者の最も身近にいる看護師のみなさんも，薬の知識を身につけて，チームで患者指導をする必要性を感じています．

　本書は医師・薬剤師と比べ，薬物療法についてあまりなじみのない透析スタッフのために，2012年に初版，2016年に改訂2版が刊行されました．しかしその後も，透析患者が使う画期的な新薬は続々と開発されています．この5年間で新たに経口の腎性貧血治療薬が登場しましたし，高カリウム血症治療薬や，下剤も新たなものが続々と登場して，多様化しています．これらの状況を受け薬物療法も考え直す時期に来ましたので，今回の第3版の改訂に至りました．

　引き続き，看護師・臨床工学技士・管理栄養士のみなさんにもぜひ本書を参考にしていただき，透析患者に薬の正しい使い方を啓発・指導していただければ幸いです．

2021年5月

平田純生

CONTENTS

「第2章　診療科別の注意すべき薬剤」
「第3章　透析室でよく使われる漢方薬」
「第4章　患者自身で入手できる注意すべき薬剤」では,
透析患者への投与の可否がひとめでわかる記号がついています.

通 …通常量でOK　　**慎** …慎重投与

減 …減量する　　　**禁** …禁忌

禁　　　　**ワーファリン**

●**一般名**…ワルファリンカリウム

●**分類**…抗凝固薬

●**剤形**…錠・顆粒

●**消失経路**…肝

●**透析性**…除去されない

●**用法・用量**…PT-INRをみて用
量調節を行う. 1日1回 透析患者 原則禁忌だが, 機械弁置換
術後患者などに使用される場合がある

●**主な副作用**…発疹, 瘙痒症, 紅斑, 蕁麻疹, 皮膚炎, 発熱, 悪
心・嘔吐, 下痢など

●**重大な副作用**…出血, 皮膚壊死, カルシフィラキシス, 肝機能
障害, 黄疸

薬剤の情報は2021年4月時点のものです. 内容はつねに変更の
可能性がありますので, 最新の添付文書などをご確認ください.

●**消失経路**

薬剤の活性が失われる代謝排泄部位を示します.

●**透析性**

薬剤が透析によって除去されるか否かを示します.

●**用法・用量**

<u>○mgを1日○回</u>　　　　　<u>1日○mgを○回に分割</u>

↑　　　　　　　　　　　　　　↑

1回量を表します　　　　　　　1日量を表します

透析合併症関連薬

1
骨ミネラル代謝異常改善薬

主な骨ミネラル代謝異常改善薬

骨ミネラル代謝異常に対する薬物療法

　慢性腎臓病になって腎機能が低下すると腎からリンが排泄されにくくなります．それを補うため，リンを尿中に排泄させるホルモンのFGF-23が骨で産生されますが，それだけではリンは十分に下がらず，腎におけるビタミンDの活性化が行われなくなります．これによって高リン血症，低カルシウム血症がさらに進行し，血清カルシウム濃度を調節する副甲状腺ホルモン（PTH）

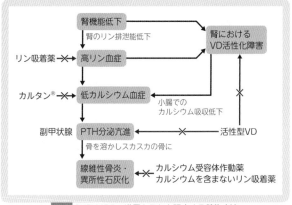

図1 CKD-MBDの進展とそれを阻止する薬物療法

の分泌が過剰になって，骨からカルシウムが抜け（骨吸収），骨がスカスカになりもろくなる「線維性骨炎」という病態になります．PTHの過剰分泌は血管や心筋などに石灰が沈着する異所性石灰化を引き起こし，血圧が上がり心不全になりやすくなる，などの心血管病変をきたしやすくなります（図1）．この一連の病態を「慢性腎臓病に伴う骨ミネラル代謝異常（CKD-MBD）」といいます．CKD-MBDの進行を抑え，骨を丈夫にして心血管病変を防ぐためには①リンのコントロール，②カルシウム（Ca）のコントロール，③副甲状腺ホルモン（PTH）のコントロール，という3段階の薬物療法が重要になります（図2）．

リン吸着薬

透析患者における適正値：血清リン 3.5〜6.0mg/dL

● 目的と作用機序

　腎臓の働きが低下すると，尿中に排泄されなくなったリンが体内に蓄積します．リン吸着薬は食物中に含まれるリンを吸着し，そのまま糞便中に排泄します（図3）．この作用によってリンが

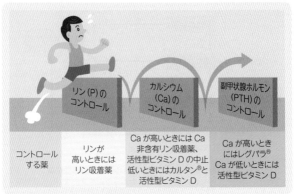

図2 3段階の薬物療法

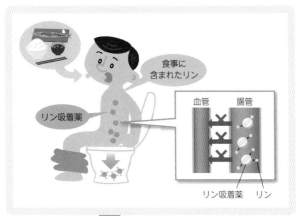

図3 リン吸着薬の作用機序

消化管吸収されなくなり，血清リン値が低下しますので，リン吸着薬はすべて食直前か食直後に服用してもらいます．また，この作用によって高リン血症による心血管病変の進行を抑制し，骨がもろくなるのを防ぎます．リン吸着薬にはそれぞれ利点・欠点が

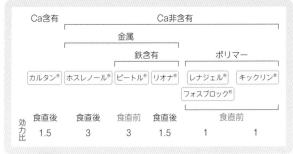

Ca含有		Ca非含有			
		金属			
			鉄含有	ポリマー	
カルタン®	ホスレノール®	ピートル®	リオナ®	レナジェル®	キックリン®
				フォスブロック®	

	食直後	食直後	食直前	食直後	食直前	
効力比	1.5	3	3	1.5	1	1

図4 リン吸着薬の分類と効力比（すべて250mg錠で比較）

あります．リン吸着薬の分類と効力比，服用時間を**図4**に示します．服用時間が食直前になっていてのみ忘れたら，食事中・食直後にのんでもまったく問題ありません．海外では「食事とともに」というのみかたになっています．また，外出時に人目が気になるという患者にはタブレット菓子のケースなどに入れて持ち歩くよう提案するとよいかもしれません．

観察＆服薬指導のポイント

▶リンが高いと骨がもろくなるだけでなく心臓や血管に悪影響を及ぼし，心不全，不整脈，心筋梗塞や脳梗塞などの心血管病変の危険性が高まる．そのため，血清リン値を6 mg/dL以下（できれば5.5mg/dL以下）に保つよう，リン吸着薬をきちんとのむ．リン吸着薬はのむ量が多いため，透析患者でのみ残しが最も多い薬だといわれている．のみ残しを発見したら，必ず医師に報告する．量が多くてのめない場合には効力比の高い薬（**図4**）に変更をお願いしてもよい．ただし薬にはそれぞれ利点・欠点があるので，それらも十分考慮して患者に最も適した薬を選ぶ

▶リン吸着薬は食事をしないときにのんでも効果がないだけでなく，血清Ca濃度が上がりすぎて異所性石灰化を助長し，心臓や血管に悪影響を及ぼすことがある．カルタン®は空腹時にのむとリンを下げずにCaだけが上がり，血管石灰化が助長されるので，

空腹時にのんではならない．ただしCa補給薬として用いるときには食間にのむことがある．「食間」とは食事と食事の間の意味でおよそ食後2時間の空腹時を意味する．カルタン®は正しくのむと決して怖い薬ではない

▶リン吸着薬は必ず食直前，食直後のいずれかにのむ．通常，食前は食前30分，食後は食後30分を意味することが多いが，食事と30分も離してのむと食物中のリンを吸着できないので「食事とともに」と指導してもかまわない．欧米の添付文書には「食事とともに」と記載があるので，服用法が食直前でも，のみ忘れに気がついたら食事中でも食直後にのんでもかまわない．飲み忘れたら「食後30分までなら気がついたときにのんでください」と説明する

▶リン吸着薬はいつも携帯して，外食時やリンの多く含まれる間食時にもきちんとのむ．食事の量にばらつきのある患者，食事の量に大きな変化があった患者は医師に報告してのみ方を変えてもらってもよい．たとえば，朝昼は軽食，夕食のみ肉や魚を多く食べる患者には「朝：昼：夕＝1：1：2」の割合で飲んでもらったほうが効果的かもしれない

▶レナジェル®，フォスブロック®，キックリン®，カルタン®は便秘しやすくなるため，便秘しやすい人はアミティーザなどの便を軟らかくしてくれる下剤（便秘の項目を参照）を飲んでもらう．腸管穿孔などの重篤な便秘になりやすい頻度はレナジェル®＝フォスブロック®＞キックリン®＞カルタン®である

血清リン値コントロールの重要性

透析患者の死亡原因の40％近くを心不全，脳卒中，心筋梗塞などの心血管系合併症が占めています．血清リン値が高いことは心血管病変の重要な危険因子になることはよく知られていますが，近年，血清Ca値が高いことも死亡リスクを上げる原因だということがわかってきました．透析患者の血清リン値は2.5〜10mg/dL以上と食事の影響で大きく変動しますが，血清Ca値は8.4〜10.5mg/dLと変動幅が狭いため，やはりリンが高いことが

最も危険です.

　リンが高い透析患者は長生きできません. リンは骨・関節に悪影響を及ぼすだけでなく, 心血管病変を悪化させる重要な因子だからです. リンが低過ぎても死亡率は高くなりますが, これは高齢者によく見られ, 十分に食事が摂れていないことによります. 実際には5〜6 mg/dLの透析患者の予後が一番よいのですが, 栄養状態などで補正すると, 血清リン値が3〜5 mg/dLの患者が最も長生きすることがわかっています[1].

　高リン血症, 高Ca血症が同時に起こると血清Ca×リン積が上昇し, 血管石灰化を助長します. リンが上昇すると石灰化の原因となるリン酸Caが血管に取り込まれて, ハイドロキシアパタイト, つまり, 骨そのものに変わるため, 血管が骨のように硬くなります. リンが上昇すると副甲状腺ホルモン (PTH) の分泌も増え, リン, Caともに高値が持続すると血管だけでなく, 心臓の弁や心筋にも石灰化を起こし, 心臓の機能を著しく低下させます. リンは高値になっても症状が現れにくいため, 「Silent killer (静かなる殺し屋)」と呼ばれています. とはいえ, リンの食事制限を強要しすぎて十分なエネルギーを摂っていないと, 生体は筋肉などの体蛋白質を壊してエネルギーを得ようとします. したがって, 良質な蛋白質とカロリーをしっかり摂って, リン吸着薬を正しくのみ, 血清リン値を適正値の6.0mg/dL以下, 可能であれば5.5mg/dL以下にコントロールできている透析患者が一番長生きできます. 加工食品は無駄にリンが多く, 100%吸収されるので避けたほうがよいです. 大切な栄養源の蛋白質にも有機リンが多く含まれますが, 吸収率は60%です. 最近では, 頑張って蛋白質を制限してリン値を下げた患者よりも蛋白質をしっかり摂ってリン値が低い患者のほうが長生きできることが報告されています (図5)[2]. また, リン制限をしてリン吸着薬ののむ量を減らしている患者のほうが, リンの制限をせずリン吸着薬を多くのんでいる患者よりもむしろ早死にすることも報告されています[3].

　1回の透析でアミノ酸は8〜12g喪失し, 腹膜透析では1日

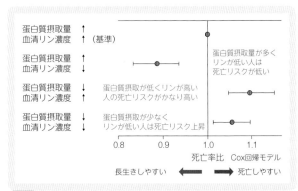

図5 蛋白質制限してリンを下げても死亡リスクは下がらない（文献2より改変）

10gの蛋白質が失われます．肥満大国の米国では透析患者は太れば太るほど長生きすることも報告されています[4]．透析は栄養素を失う過酷な治療ですから，日本の透析患者の高齢化が問題になっている現在，食の細い高齢者には「これも食べちゃダメ，あれも食べちゃダメ」というと食べる楽しみを奪ってしまうことになって生きる意欲をそぐことになりかねません．たくさん食べて栄養状態を良好な状態に保ちフレイル・サルコペニアにならないような指導を普及させたいものです．

活性型ビタミンD₃製剤

透析患者における適正値：血清Ca 8.4〜10.0mg/dL

● 活性型ビタミンD₃製剤の作用機序

　ビタミンDは小腸からCaの吸収を促進する作用がありますが，人は紫外線によって皮膚でビタミンDを作ることができます．ただし皮膚で作られたビタミンDは肝臓で25位が，腎臓で1位が水酸化されて初めてビタミンDとして働きます．わかりやすく言うとビタミンDは1〜27まで27個の枝を持っていますが，その枝の1番目と25番目に水酸基が付くことによってはじめて活性

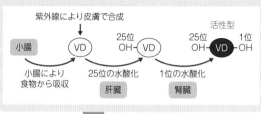

紫外線により皮膚で合成

小腸 → VD

小腸により食物から吸収

25位 OH-VD

25位の水酸化
肝臓

25位 OH-VD-1位OH
活性型

1位の水酸化
腎臓

図6 ビタミンDの活性化

を示します（**図6**）．そのため透析患者が食事や薬・サプリメントによって通常のビタミンDを摂っても腸管からのCaの吸収をよくして骨を丈夫にする作用が期待できません．しかし透析患者は腎臓の機能が廃絶しているため，血清リン濃度が上がると骨から分泌されるFGF-23というホルモン濃度が上昇して，腎におけるビタミンDの活性化が障害されます（**図1**）．そのため透析患者は骨がもろくなるのを防ぐために，あらかじめ腎で活性化された活性型ビタミンDをのむ必要があります．あらかじめ1位が活性化されたアルファロール®か，1位も25位も活性化された完全な活性型のロカルトロール®でないと小腸でCaの吸収をよくするという本来の作用を発揮できないのです．これらの活性型ビタミンDを投与しても血清Ca濃度が8.4mg/dL未満であれば，カルタン®（炭酸Ca）を空腹時に投与することがあります．なぜ空腹時なのかというと，食直後にのむとリンとくっついて十分Caが上がらないからです．

● 活性型ビタミンDの効果

活性型ビタミンDは透析導入前に大量投与すると，高カルシウム血症による多尿及びその後の脱水，腎臓の細動脈の石灰化を助長することによって腎機能が悪化することがあることはよく知られています．しかし近年，ビタミンD濃度が逆に低くなると心血管系に有害作用があることを示すエビデンスが蓄積されつつあります[4]．またビタミンDを早期から維持投与した群ではビタミン

Dを投与していない群と比べて長生きするという報告があいついでなされています[5,6]. ビタミンDは心臓, 血管など全身に作用し, 血圧を上げる原因になるレニン分泌を低下させ, 血圧を低下させ, 蛋白尿を軽減します. また, 動脈硬化, 心肥大を抑制し, 心機能を改善し, 心血管系病変の発病を抑制します. この他にもインスリン抵抗性・免疫能を改善し, 炎症反応の抑制, 抗腫瘍効果などの報告もあり, 非常に注目されています. もともと透析患者はビタミンDの活性化ができないため, 活性型ビタミンDの欠乏状態であり, 経口活性型ビタミンDの投与によって, 生命予後が改善するという報告が多いことから[4], 血清Ca濃度が高値にならない限り, 低用量の経口活性型ビタミンDの投与は制限しない方がよいでしょう.

観察&服薬指導のポイント

▶ 血清intact PTH, リン, Ca, ALPの定期的なモニタリングは必須で, intact PTH, ALPが過度に抑制されたとき, 血清Caが過度に上昇したときには休薬し, 血清リン濃度が過度に上昇した場合にはリン吸着薬を増量する

▶ PTHはintact PTHとして60〜240pg/mLの範囲内にコントロールする

▶ (内服) 水に溶けにくい脂溶性薬物であるため, 空腹時に服用せず, 胆汁酸が分泌される食後に服用することにより吸収が良くなる

▶ 血清Ca値を定期的 (少なくとも2週に1回) に測定し, 血清Ca値が10.0mg/dLを超えないよう投与量を調節する. 目安として血清Ca値が11.0mg/dLを超えたときには, さらに測定頻度を高くし (週に1回以上), 減量あるいは中止する

PTHを下げる薬

透析患者における適正値：intact PTH 60〜240pg/mL
　　　　　　　　　　　　 whole PTH 35〜150pg/mL

●目的

副甲状腺ホルモン（PTH）が高くなり過ぎると，骨からカルシウムが溶け出し（骨吸収という），もろい骨になり，体重がかかる膝や股関節などの痛みや骨折の原因になる「線維性骨炎」になるばかりでなく，異所性石灰化が進み，心臓や血管の石灰化により，生命予後を悪化させる原因になります．PTHを下げる薬としては従来の活性型ビタミンD_3製剤に加え，レグパラ®などのCa受容体作動薬が登場したことによって，副甲状腺摘出術をすることなくPTHを十分，下げることが可能になりました（**図1**）

●作用機序

Ca受容体作動薬は副甲状腺細胞膜上のカルシウム受容体にくっつくことによって副甲状腺細胞に「血清カルシウム値が高い」と思い込ませ，PTHを分泌するのをやめさせる薬です．このような作用機序から，「Ca受容体作動薬（calcimimetics）」といわれています．calcimimeticsとはcalcium（カルシウム）＋mimic（物まねする）という造語で「Caのふりをする薬」という意味です．すなわち，薬がくっつくことで，副甲状腺細胞はCa濃度が上昇したと勘違いし，PTH分泌をやめてしまうのです（**図7**）．さらに副甲状腺細胞の増殖を抑制するため，肥大化した副甲状腺は縮小します[7]．PTHを下げるだけでなく血清Ca濃度，リン濃度も下げてくれます．

観察＆服薬指導のポイント

▶血清intact PTH（完全なPTHという意味だが，実は本当に完全なのはのちにwhole PTHだとわかり，目標値は異なる），リン，Ca，ALPのモニタリングは必須で，PTH，ALPが過度に抑制されたときには減量する

▶PTHはintact PTHとして60〜240pg/mL，whole PTHとして30〜150pg/mLの範囲内にコントロールする

▶Ca受容体作動薬の効果を示す血中PTH濃度がどれだけ低下したかが，適切に判断できるよう，いつも1日1回（パーサビブ®の場合，透析直後に静注），一定の時間に服用するよう指導する

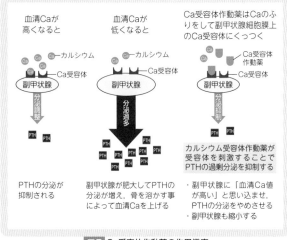

図7 Ca受容体作動薬の作用機序

- **血清Caが高くなると**
  - カルシウム
  - Ca受容体
  - 副甲状腺
  - 分泌調整
  - PTHの分泌が抑制される

- **血清Caが低くなると**
  - カルシウム
  - Ca受容体
  - 副甲状腺
  - 分泌過多
  - 副甲状腺が肥大してPTHの分泌が増え、骨を溶かす事によって血清Caを上げる

- **Ca受容体作動薬はCaのふりをして副甲状腺細胞膜上のCa受容体にくっつく**
  - Ca受容体作動薬
  - Ca受容体
  - 副甲状腺
  - 分泌抑制
  - カルシウム受容体作動薬が受容体を刺激することでPTHの過剰分泌を抑制する
  - ・副甲状腺に「血清Ca値が高い」と思い込ませ、PTHの分泌をやめさせる
  - ・副甲状腺も縮小する

▶ レグパラ®は空腹時に服用すると食欲不振，悪心・嘔吐などの消化器症状が起こりやすいので，夕食後に服用することが推奨される

▶ 血清Ca濃度が9.0mg/dL以上であることを確認して，少量から投与を開始し，患者の状態やPTH濃度などをモニタリングしながら徐々に増量していくこと

▶ 血清Ca濃度8.4mg/mL未満では減量し，7.5mg/mL未満では休薬すること

● カルシウム受容体作動薬と活性型ビタミンD₃製剤の使い分け

Ca受容体作動薬も活性型ビタミンDもPTHを下げる薬ですが，Ca受容体作動薬の特徴であるCaやリンを下げることや，活性型ビタミンDの特徴であるCaやリンを上げることを利用すれば，お互いの副作用を相殺できます．そのため，この両剤の併用により，今まで以上にPTHを下げることができます．新たなCa受容

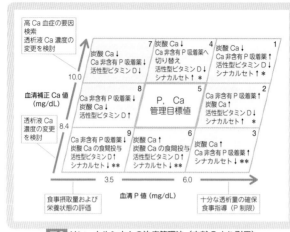

図8 リン，カルシウムの治療管理法（文献8より引用）

＊血清PTH濃度が高値，＊＊もしくは低値の場合に検討する．
「↑」は開始または増量，「↓」は減量または中止を示す．

体作動薬やリン吸着薬が加わり，PTHを適正化するための選択肢としての薬剤が増えました．日本透析医学会の「慢性腎臓病に伴う骨・ミネラル代謝異常の診療ガイドライン」[8]では，**図8**の9分割図を示しました．血清リン値，血清Ca値に応じて，カルタン®，Caを含まないリン吸着薬，活性型ビタミンD，Ca受容体作動薬の投与量を増減することによって9分割図の「リン，Caの管理目標値」に入るようにすれば，PTHをコントロールでき，骨がもろくなったり心血管の石灰化を防ぎ，副甲状腺を摘出する手術もほとんど必要がなくなります．

Ca受容体作動薬と活性型ビタミンDは，いずれもPTHが高いときに使用する薬剤ですが，リン，Caが正常または高値のときにはCa受容体作動薬を優先的に用います．具体的には血清補正Ca値が9.0mg/dL以上のときに使うのが望ましいとされています．逆にリンも低く，Caも低いときには活性型ビタミンDを優先

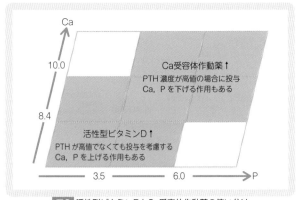

図9 活性型ビタミンDとCa受容体作動薬の使い分け

的に使います（**図9**）.

● **PTHを下げるために用いる活性型ビタミンD₃**

　活性型ビタミンDを大量投与すると，副甲状腺のビタミンD受容体に働いてPTHの分泌を抑制する作用がありますが，活性型ビタミンDの作用時間が長すぎたり，量が多すぎると高Ca血症になりやすいという欠点があります．そこで，1回の投与量を増やしてPTHを下げるという薬理効果を高め，作用時間の短いビタミンDを使うことによって高Ca血症を防ぎます.

　PTHを下げるためには効果発現がすみやかで，血中ビタミンD濃度もすみやかに低下する（すなわち高Ca血症を起こしにくい）静注の活性型ビタミンD製剤であるロカルトロール®，さらに作用時間の短いオキサロール®のパルス療法がPTHを下げる目的では最も汎用されています．また，フルスタン®，ホーネル®（ファレカルシトリオール）などのPTHを下げる作用のある内服のビタミンDも使われます.

引用・参考文献

1) Block, GA. et al. Mineral metabolism, mortality, and morbidity in maintenance hemodialysis. J. Am. Soc. Nephrol. 15 (8), 2004, 2208-18.

2) Shinaberger, CS. et al. Is controlling phosphorus by decreasing dietary protein intake beneficial or harmful in persons with chronic kidney disease?. Am. J. Clin. Nutr. 88 (6), 2008, 1511-8.

3) Lynch, KE. et al. Prescribed dietary phosphate restriction and survival among hemodialysis patients. Clin. J. Am. Soc. Nephrol. 6 (3). 2011, 620-9.

4) Inaguma, D. et al. Relationship between serum 1,25-dihydroxyvitaminD and mortality in patients with pre-dialysis chronic kidney disease. Clin Exp Nephrol. 12 (2), 2008, 126-31.

5) Naves-Díaz, M. et al. Oral active vitamin D is associated with improved survival in hemodialysis patients. Kidney Int. 74 (8), 2008, 1070-8.

6) Ravani, P. et al. Vitamin D levels and patient outcome in chronic kidney disease. Kidney Int. 75 (1), 2009, 88-95.

7) 永野伸郎. calcimimeticsの現況：新しい副甲状腺機能亢進症治療薬シナカルセト塩酸塩. 日本透析医会雑誌. 21 (2), 2006, 300- 9 .

8) 日本透析医学会. 慢性腎臓病に伴う骨・ミネラル代謝異常の診療ガイドライン. 日本透析医学会雑誌. 45 (4), 2012, 301-56.

カルタン®

- **一般名**…沈降炭酸カルシウム
- **剤形**…錠・OD錠・細粒
- **消失経路**…吸収されたCaは尿中に，消化管内でリンと吸着したCaは糞便中に排泄される
- **透析性**…リンと吸着したCaは吸収されないため除去されないが，特に空腹時に服用すると吸収され，Ca濃度の低い透析液（2.5mEq/L以下）を使用すれば，透析で除去される
- **用法・用量**…1回1gを1日3回，食直後
- **主な副作用**…高カルシウム血症，異所性石灰化による心血管病変悪化，便秘など

観察＆服薬指導のポイント

▶高リン，低Caになりやすい保存期に使いやすい最も安価なリン吸着薬だが，透析患者では高Ca血症による異所性石灰化により心血管病変リスクが上昇し，PTHの過剰抑制によって無形整骨になる可能性があるため，「食事を抜いたときや空腹時に服用しないように」という適切な服薬指導が必要

▶血清リン濃度だけでなく血清Ca濃度の定期的なモニタリングが必要．特に活性型ビタミンDが併用されているときには高Ca血症に要注意

▶血清補正Ca値が10mg/dL以上の場合には，他のリン吸着薬への変更を考慮

▶最大の副作用は高Ca血症による異所性石灰化の助長．そのため1日投与量の上限は3gまでと推奨されている

▶高Ca血症を防ぐには食事に含まれるリンに見合った量を服用する．たとえばカルタン®1回2錠を1日3回食直後よりも，朝食後1錠，昼食後2錠，夕食後3錠のほうが食事に含まれるリンに見合った量かもしれない

▶胃酸分泌抑制薬（ガスター®などのH₂受容体拮抗薬，タケプロン®，ネキシウム®などのプロトンポンプ阻害薬）の併用で血清リン値が上がる場合には，他のリン吸着薬に変更する
▶食直前，食事中か食直後にのまないと効果がない
▶空腹時にのむと，リンを吸着せずCaが吸収され，高Ca血症になりやすくなるため，食事を抜いたときにはのんではいけない
▶大量投与時には便秘にも要注意

キックリン®

- **一般名**…ビキサロマー
- **剤形**…カプセル・顆粒
- **消失経路**…アミン機能性ポリマーであり吸収されないため，糞便中に排泄される

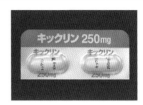

- **透析性**…吸収されないため，該当しない
- **用法・用量**…1回500mgを開始用量とし，1日3回食直前（最高用量は1日7,500mg）
- **主な副作用**…便秘，腹部不快感，腹部膨満など
- **重大な副作用**…虚血性腸炎，消化管出血，消化管潰瘍など

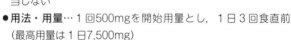

観察＆服薬指導のポイント

▶Caや重金属を含まない非吸収性のポリマーでセベラマー塩酸塩に似ている．しかしセベラマー塩酸塩に比べると水を吸って膨らみにくいため，腹部膨満感が少ない．同じ非吸収性ポリマーであるため，便秘気味の症例には便秘を悪化させないよう適切な下剤の投与が必要と思われるが，セベラマー塩酸塩よりも便秘は軽度でアシドーシスにもならない．ただし，服用量が多く，カプセルも大きいので服用しにくいという声もある

▶血清リン濃度のモニタリングは必須

▶不溶性ポリマーであるため，セベラマー塩酸塩同様，便通についてモニタリングし，便秘悪化症例ではアミティーザ®などの便を軟らかくする下剤の併用が推奨される

ピートル®

- **一般名**…スクロオキシ水酸化鉄
- **剤形**…チュアブル錠・顆粒
- **消失経路**…ほとんど吸収されず糞便中に排泄されるため，ほとんど尿中に排泄されない
- **透析性**…ほとんど吸収されないため，該当しない

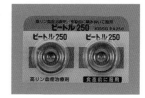

- **用法・用量**…1回250mgを開始用量とし，1日3回食直前（最高用量は1日3,000mg）
- **主な副作用**…下痢，便秘，嘔吐，悪心，腹部不快感，排便回数増加，血清フェリチン上昇など

観察＆服薬指導のポイント

▶ホスレノール®とほぼ同等の強力なリン吸着能を有し，鉄が吸収されにくい構造にはなっているが，リオナ®と同様，第二鉄（3価鉄）が主成分で，2価鉄に比べ鉄の吸収は低いものの鉄補給剤としての一面も持つため貧血改善作用も期待できる

▶リン吸着薬のなかでは最も下痢しやすいので，便秘気味の患者には逆に使いやすい

▶米国の添付文書では「必ず食事とともに」となっており，日本の添付文書では食直前になっているのは，鉄により歯が着色するからかもしれない．血清フェリチン値100ng/mL未満では積極的な選択薬になる

▶血清リン濃度のモニタリングは必須

▶黒色便になることを説明する（**図10**）

▶血清フェリチン値≧300ng/mLになれば投与を中止する

▶下痢が投与早期に現れやすい

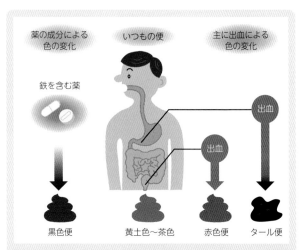

薬の成分による
色の変化

いつもの便

主に出血による
色の変化

鉄を含む薬

出血

出血

黒色便

黄土色〜茶色

赤色便

タール便

リオナ®とピートル®は鉄が主成分であるため，服用すると便が黒色化するが，色以外はいつもの便と変わらないため，心配ない．上部消化管出血でも黒色便になるが，これはタール便といい，生臭く海苔の佃煮のような見た目で，ベトベトして便器につきやすいので見分けることが可能である．このような便が出たら，医師，薬剤師に相談するよう指導する．

図10 便の黒色化と消化管出血によるタール便の見分け方

フォスブロック®/レナジェル®

- **一般名**…セベラマー塩酸塩
- **剤形**…錠
- **消失経路**…陰イオン交換樹脂であり吸収されないため，糞便中に排泄される
- **透析性**…ほとんど吸収されないため，該当しない
- **用法・用量**…1回1～2gを1日3回，食直前（最高用量は1日9g）
- **主な副作用**…腸管穿孔，便秘，腹部膨満感，アシドーシスなど

観察&服薬指導のポイント

▶Caを含まない陰イオン交換樹脂であるため，Ca含有製剤に比べ，冠動脈石灰化を減らし長生きできることが統計的に明らかになった．しかし，生体内でのリン吸着力は弱く，大量服用が必要なため，便秘・腹部膨満感になりやすく，うまく下剤を併用しないと腸管穿孔や腸閉塞などの重篤な副作用が現れることがある

▶血清リン濃度のモニタリングは必須

▶大量投与により便秘・腹部膨満感が起こりやすいため，便通のモニタリングは必須

▶重篤な便秘になると腸閉塞，腸管穿孔になることもあるため，アミティーザ®などの便を軟らかくする下剤の併用が推奨される

▶食直前の処方が多いが，のみ忘れたら食事中や食後すぐにのんでもかまわない

▶アシドーシスになることがある

▶血清コレステロール低下作用がある

ホスレノール®

- **一般名**…炭酸ランタン水和物
- **剤形**…OD錠・チュアブル錠・顆粒
- **消失経路**…ほとんど吸収されずに，糞便中に排泄される
- **透析性**…ほとんど吸収されないため，透析で除去されない

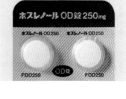

- **用法・用量**…1日750mgを開始用量とし，1日3回に分割して食直後（最高用量は1日2,250mg）
- **主な副作用**…悪心，嘔吐，胃部不快感，食欲不振，びらん性胃炎など

観察＆服薬指導のポイント

▶強力なリン吸着薬では，水なしでのめるチュアブル錠が主流だったが，噛めない高齢者ではリン吸着効果が期待できないだけではなく，腸管の通過障害によりまれに腸管穿孔になることがあるため，顆粒，OD錠が次々と発売されのみやすくなった．重金属であるため骨などに沈着することを懸念する専門家もいるが，Caを含まないため，今後，石灰化の減少，生命予後改善が期待される

▶血清リン濃度のモニタリングは必須

▶水なしでのめるチュアブル錠は噛み砕かないと溶けないため，十分に噛み砕き，唾液または少量の水でのむよう指導する．噛めない高齢者にはOD錠か顆粒に変更する

▶嘔気が起こりやすいので，食直後に服用する．ひどい場合にはガスモチン®などで対処する

リオナ®

- **一般名**…クエン酸第二鉄水和物
- **剤形**…錠
- **消失経路**…ほぼ吸収されずに糞便中に排泄される

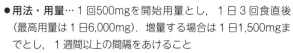

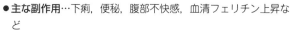

- **透析性**…ほとんど吸収されないため，該当しない
- **用法・用量**…1回500mgを開始用量とし，1日3回食直後（最高用量は1日6,000mg）．増量する場合は1日1,500mgまでとし，1週間以上の間隔をあけること
- **主な副作用**…下痢，便秘，腹部不快感，血清フェリチン上昇など

観察&服薬指導のポイント

▶ 既存の高リン血症治療薬よりも溶解性に優れ，消化管内で効率的にリン吸着作用を発揮する．胃内pHの影響を受けない．第二鉄（3価鉄）が主成分で，2価鉄に比べ鉄の吸収率は低いものの，鉄を補給する経口鉄剤としての一面をもつため貧血改善作用も期待できる

▶ 血清リン値，ヘモグロビン値，フェリチン値など，鉄の状態をモニタリングして用量を調節し，血清フェリチン値100ng/mL未満では積極的な選択薬になる

▶ 血清リン濃度のモニタリングは必須

▶ 黒色便になることを説明する（**図10**）

▶ 血清フェリチン値≧300ng/mLになれば投与を中止する

▶ 下痢が投与早期に現れやすい

アルファロール®/ワンアルファ®

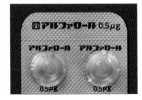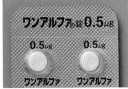

- **一般名**…アルファカルシドール
- **分類**…活性型ビタミンD_3製剤
- **剤形**…アルファロール®：カプセル・散・内用液、ワンアルファ®：錠
- **消失経路**…肝代謝により消失
- **透析性**…不明
- **用法・用量**…0.25〜1μgを1日1回（添付文書では0.5〜1.0μgを1日1回）
- **主な副作用**…急性腎不全，肝機能障害，黄疸，食欲不振，悪心・嘔吐，下痢，めまい，しびれ感，ねむけ，老人性難聴，動悸，軽度の血圧上昇など

観察&服薬指導のポイント

▶肝臓を通ると活性型になるビタミンDでマイルドでゆっくりとCaを上げる
▶ビタミンD補給薬として使いやすい
▶血清Ca濃度が10mg/dL以上になると投与を中止する

ロカルトロール®

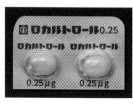

- **一般名**…カルシトリオール
- **分類**…活性型ビタミンD₃製剤
- **剤形**…カプセル・注
- **消失経路**…肝代謝により消失
- **透析性**…蛋白結合率が高いため，透析で除去されない
- **用法・用量**…【内服】1日1回0.25〜0.75μgを経口投与．PTHの抑制には1日1回0.5〜2.0μgを経口投与【注射】[初期]1μgを週2〜3回，透析終了時にできるだけ緩徐に静注[維持期]データを見ながら0.5〜1.5μgの範囲内で適宜増減し，週1〜3回，透析終了時にできるだけ緩徐に静注
- **主な副作用**…高Ca血症，高Ca血症に伴う諸症状（瘙痒感，いらいら，不眠，動悸，皮膚瘙痒，結膜充血，関節周囲の石灰化など）

観察&服薬指導のポイント

▶完全なヒトの活性型ビタミンDでシャープに血清Ca濃度を上げる．ビタミンD補給薬だけでなくPTH分泌を抑えることもできるが，高Ca血症の副作用の頻度が高いため，レグパラ®と併用されることが多い

▶注射薬は経口投与に比べてより低用量ですみやかにPTH分泌を抑制する

▶血清Ca濃度が10mg/dL以上になると投与を中止する

オキサロール®

- **一般名**…マキサカルシトール
- **分類**…活性型ビタミンD₃製剤
- **剤形**…注
- **消失経路**…肝代謝により消失
- **透析性**…蛋白結合率が高いため，透析で除去されない

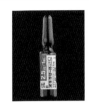

- **用法・用量**…2.5～20μgを週3回透析終了直前に透析回路静脈側に注入
- **主な副作用**…高Ca血症，高Ca血症に伴う諸症状（瘙痒感，いらいら，不眠，動悸，肝機能低下，腎機能低下，皮膚瘙痒，結膜充血，関節周囲の石灰化など）

観察＆服薬指導のポイント

▶ 静注製剤の活性型ビタミンD₃製剤のため，二次性副甲状腺機能亢進症のパルス療法に用いられる．

▶ 直接的なPTH合成・分泌抑制作用がある

▶ ビタミンD受容体の親和性がカルシトリオールの1/8であるのに対し，ビタミンD結合蛋白との親和性が1/500と小さいため，血清PTH値低下効果に比べ，理論上は血清Ca値上昇作用が弱いとされているが，実際には高Ca血症の副作用の頻度は高い

▶ 血清Ca濃度が10mg/dL以上になると投与を中止する

▶ 血清Ca濃度が低めのときに投与しやすい

▶ intact PTHとして60～240pg/mL，whole PTHとして30～150pg/mLの範囲内になるように投与量を増減する

オルケディア®

- **一般名**…エボカルセト
- **分類**…カルシウム受容体作動薬
- **剤形**…錠
- **消失経路**…肝代謝により消失
- **透析性**…蛋白結合率が高く組織移行性も高いため，まったく除去されない
- **用法・用量**…1日1回1〜8mg（最高12mg/日）
- **主な副作用**…悪心・嘔吐，胃不快感，食欲不振，腹部膨満などの消化器症状など
- **重大な副作用**…低Ca血症とそれに伴うQT延長など

観察＆服薬指導のポイント

▶ 副甲状腺にあるCa受容体にCaのふりをしてPTHの過剰分泌を抑制し，血清リン値・Ca値を低下させる

▶ レグパラ®より吸収されやすいので1/10の用量で効き，胃部不快感，悪心，嘔吐などの上部消化器症状が少なくなった

▶ レグパラ®と比べて併用した他剤の血中濃度を上げる相互作用の心配はほとんどない

▶ intact PTHとして60〜240pg/mL，whole PTHとして30〜150pg/mLの範囲内になるように投与量を増減する

▶ 血清Ca濃度が9.0mg/dL以上であることを確認して，少量から投与を開始し，患者の状態やPTH濃度などをモニタリングしながら徐々に増量する

▶ 血清Ca濃度8.4mg/dL未満では減量し，7.5mg/dL未満では休薬する

パーサビブ®

- ●**一般名**…エテルカルセチド塩酸塩
- ●**分類**…カルシウム受容体作動薬
- ●**剤形**…注
- ●**消失経路**…肝代謝により消失
- ●**透析性**…除去される
- ●**用法・用量**…週3回，1回2.5〜15mgを透析終了時の返血時に透析回路静脈側から注入
- ●**主な副作用**…悪心・嘔吐，胃不快感，食欲不振，腹部膨満などの消化器症状など
- ●**重大な副作用**…低Ca血症とそれに伴うQT延長など

観察&服薬指導のポイント

▶副甲状腺にあるCa受容体にCaのふりをしてPTHの過剰分泌を抑制し，血清リン値・Ca値を低下させる

▶注射薬なので週2〜3回，透析終了時の返血時に透析ルートから確実に投与するので，安定したPTH，リン，Caの血中濃度の維持が容易となる．薬をきちんとのんでくれるか心配な患者には最適

▶注射薬なのでレグパラ®よりも胃部不快感，悪心，嘔吐などの消化器症状が減ることが期待されたがあまり差はない

▶intact PTHとして60〜240pg/mL，whole PTHとして30〜150pg/mLの範囲内になるように投与量を増減する

▶血清Ca濃度が9.0mg/dL以上であることを確認して，少量から投与を開始し，患者の状態やPTH濃度などをモニタリングしながら徐々に増量する

▶血清Ca濃度8.4mg/dL未満では減量し，7.5mg/dL未満では休薬する

レグパラ®

- ●**一般名**…シナカルセト塩酸塩
- ●**分類**…カルシウム受容体作動薬
- ●**剤形**…錠
- ●**消失経路**…肝代謝により消失
- ●**透析性**…蛋白結合率が高く組織移行性も高いため，まったく除去されない
- ●**用法・用量**…1日1回25〜75mg，1日最大100mg
- ●**主な副作用**…悪心・嘔吐，胃不快感，食欲不振，腹部膨満などの消化器症状など
- ●**重大な副作用**…低カルシウム血症，QT延長，消化管出血，消化性潰瘍など

観察＆服薬指導のポイント

▶副甲状腺にあるCa受容体にCaのふりをしてPTHの過剰分泌を抑制し，血清リン値・Ca値を低下させる

▶従来の活性型ビタミンDのパルス療法では高カルシウム血症が起こり，異所性石灰化を助長する可能性があったため，十分な治療ができなかった

▶PTHを下げるだけでなく，血清リン値，血清Ca値も下げるためこれらの検査値をコントロールもしやすくなり，日本における副甲状腺摘出術を1/6以下に減らした画期的な薬

▶吸収が遅いため用量が増えると経口投与直後では消化管内で高濃度となって胃部不快感，悪心，嘔吐が起こりやすい．また抗不整脈薬など他剤の血中濃度を上げる相互作用がある

▶intact PTHとして60〜240pg/mL，whole PTHとして30〜150pg/mLの範囲内になるように投与量を増減する

▶血清Ca濃度が9.0mg/dL以上であることを確認して，少量から投与を開始し，患者の状態やPTH濃度などをモニタリングしながら徐々に増量する

▶血清Ca濃度8.4mg/dL未満では減量し，7.5mg/dL未満では休薬する

2
高カリウム血症改善薬

主な高カリウム血症改善薬

ケイキサレート®（ポリスチレンスルホン酸ナトリウム） …p.42

カリメート®/ポリスチレンスルホン酸Ca経口ゼリー
（ポリスチレンスルホン酸カルシウム） …p.43

ロケルマ®
（ジルコニウムシクロケイ酸ナトリウム水和物） …p.44

目的と作用機序

通常，消化管から吸収されたカリウムは尿中に90％，便中には10％程度しか排泄されませんが，腎機能が低下するとともに徐々に尿中へカリウムを排泄することができなくなり，末期腎不全から透析患者では尿中排泄と糞便中排泄がほぼ半々になります[1]．これは腸管からのカリウムが分泌されることもかかわっており，下部結腸のカリウム濃度は90mEq/Lと高濃度になります．そのため，透析患者がカルシウム（Ca）またはナトリウム（Na）がついた陽イオン交換樹脂（レジン）をのむことによって，カリウム濃度の高い下部結腸でカリウムと陽イオン（CaまたはNa）が交換されます．糞便中にカリウム型レジンとして排泄除去されることで，カリウムが吸収されなくなり，血清カリウム値を下げます（**図1**）．

これらに即効性はありませんが，長時間効果を示す高カリウム血症改善薬で，Na型レジンとCa型レジンがあり，不溶性で吸収されません．両剤とももともと砂のような食感で非常に服用しにくかったのですが，ポリスチレンスルホン酸Ca経口ゼリー（旧販売名：アーガメイト®ゼリー）の発売によって服用しやすくなり，ケイキサレート®ドライシロップ，カリメート®経口液と

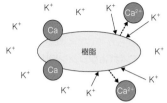

ポリスチレンスルホン酸Ca（カリメート®など）
Ca²⁺イオンを1個離し、K⁺イオン2個をくっつける．
Ca型は便秘しやすい．効果はNa型の1/2

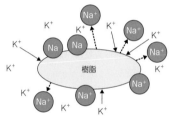

ポリスチレンスルホン酸Na（ケイキサレート®）
Na⁺イオンを1個離し，K⁺イオン1個をくっつける．
Naが貯留すると浮腫になりやすい

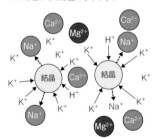

ジルコニウムシクロケイ酸ナトリウム水和物（ロケルマ®）
Na⁺イオン，H⁺イオンを離し，K⁺イオンをくっつける．便秘しにくく
浮腫になることがある．ポリマーではない結晶のため便秘しにくく，
消化管全体に作用するため効果発現がやや早め

図1 カリウム吸着薬の消化管内での作用

次々と「おいしい」とまではいかないまでも，以前の散剤に比べるとずいぶん服用しやすい製剤が開発されています．Ca型は便秘しやすいのが難点で，便秘しやすい症例や患者に対してはアミティーザ®などの便を軟らかくしてくれる下剤を併用することを推奨します．Na型レジンはCa型レジンに比べると便秘しにくく，カリウム吸着力が2倍強いといわれています．

ロケルマ®は非透析日に1日1回水で懸濁して服用する新しい高カリウム血症改善薬です．ケイキサレート®，カリメート®のようなポリマーではなく均一な結晶構造を持つため，水分で膨潤せずポリマーと比べると便秘になりにくいのが特徴です．消化管全体で選択的にカリウムなどの1価陽イオンを吸着するため，血清カリウム低下作用発現がやや早めで，ロケルマ®自身が消化管から吸収されることはありません（図1）．

便秘対策

水に溶けない陽イオン交換樹脂で，吸収されない薬のため全身性の副作用はないのですが，便秘しやすいことが問題です．特に樹脂は基本的にざらざらしたプラスチックの粉のようなものですから，結腸内で水分が吸収されて硬い塊になると滑りが悪くなって通過障害を起こします．今までのわが国での学会報告および論文によると透析患者の薬剤性消化管穿孔の原因薬物は62症例中68%をCa型レジンが占めています．筆者らも虚血性腸炎による腸管穿孔により開腹手術を受けた15名と，腸管穿孔非発症群でCa型レジンの服用率を比較したところ，腸管穿孔群では45%以上がCa型レジンを服用しているのに対し，非発症群では10%以下で有意に発症群のカリメート®服用率が高かったです[2]．致死的な腸管穿孔の原因となる便秘を防ぐにはアミティーザ®，ラグノス®NF経口ゼリーなどの便を軟らかくしてくれる下剤（便秘治療薬の項で詳述）をのんでもらいましょう．ケイキサレート®のほうがカリメート®に比し，2倍カリウム吸着能が高く，さらに便秘しにくくなるといえます．

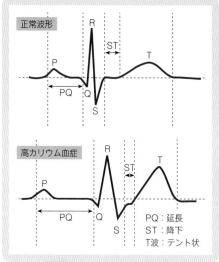

正常波形

高カリウム血症

PQ：延長
ST：降下
T波：テント状

図2 高カリウム血症の心電図波形

高カリウム血症の病態

　高カリウム血症は血清カリウム濃度が5mEq/L以上のことをいいます．カリウムは細胞内に比べ細胞外にはわずかしか存在しません．神経伝達や心筋の興奮に必要な元素ですが，通常は腎による排泄調節機構により血清カリウム濃度は3.5〜5mEq/L程度に厳密にコントロールされています．つまりカリウムをいくら摂っても（in），それに応じて腎臓が排泄してくれるため（out），健常者ではinとoutのバランスがとれており，健常者が高カリウム血症になることはありません．しかし腎機能低下患者，特に透析患者ではoutの機能が著しく低下していますから，カリウムをたくさん摂り過ぎるとinが増え過ぎて容易に高カリウム血症になります．

表　高カリウム血症の原因

①K⁺排泄の減少（腎機能低下，透析不足）
②K⁺摂取増大（生野菜や果物の過剰摂取，大量輸血）
③重篤な感染症，腎不全，多発外傷，循環不全などアシドーシスによるNa⁺，K⁺-ATPase抑制に伴う細胞外へのK⁺の移行
④薬物投与（抗アルドステロン薬〈アルダクトン®〉，アンジオテンシン変換酵素（ACE）阻害薬，アンジオテンシンⅡ受容体拮抗薬〈ARB〉，ST合剤〈バクタ®〉など）
⑤組織の崩壊（溶血，消化管出血，外傷による細胞内からの放出）
⑥飢餓状態による細胞の異化亢進
⑦偽性高カリウム血症（採血時，採血後の溶血）

　高カリウム血症の症状として，口唇のしびれ，四肢の重い感じや冷感，脈の乱れ，脱力感，知覚異常，悪心・嘔気，筋麻痺，動悸，胸の苦しさなどが起こりますが，特に「口唇のしびれ」はわかりやすい初期症状ですので，覚えておきましょう．

　血清カリウム濃度が7mEq/L以上になると心電図上のPQの幅の延長，STの下降，そして最も特徴的なT波の先鋭化（テント状T波）（**図2**）が起こり，8mEq/L以上では心臓の調律障害を起こし，心室性不整脈または心停止が起こります．そのため，6mEq/L以上になるとカリウムを下げるために薬物療法が必要になり，7mEq/L以上になると緊急血液透析を行う必要性があります．高カリウム血症の原因を**表**に示しますが，ほとんどの高カリウム血症は表の①②③④によるものであり，状態の悪い症例では⑤⑥もまれにみられます．

引用・参考文献

1）杉野信博．腎不全とカリウム代謝．日本内科学会雑誌．66（6），1977，611-20．
2）西原舞ほか．血液透析患者における虚血性腸炎の発症因子に関する検討．日本透析医学会雑誌．38（6），2005，1279-83．
3）第十五改正日本薬局方解説書．東京，廣川書店，2006，C-4127，57．

観察＆服薬指導のポイント

▶ カリウム吸着薬投与時はすべて血清カリウム値のモニタリングが必須．Na型レジンでは血清Na，溢水，心不全症状，Ca型レジンでは血清Caのモニタリングも必要に応じて行う

▶ Ca型レジンでは特に便通のモニタリングが重要．便秘気味の症例にはアミティーザ®，ラグノス®NF，グーフィス®，リンゼス®，モビコール®などの便を軟らかくする下剤の併用を推奨

▶ イオン交換樹脂は添付文書上では1日量30gを2～3回となっているが，少量頻回投与の方がカリウムを低下させる作用が強力になり，重篤な便秘にもなりにくい．ロケルマ®は1回5g（最大15g）を水で懸濁して非透析日に1日1回経口投与する

▶ イオン交換樹脂は食後でも食間でも，いつ服用しても構わないが，ケイキサレート®はカルタン®との併用によりそれぞれのカリウムを下げる作用，リンを下げる作用が低下するため，カルタン®を食直後，ケイキサレート®を空腹時に投与するか，カルタン®を他のリン吸着薬に変更する．ロケルマ®は非透析日に服用するが，カルタン®や酸化マグネシウムなどと一緒に服用しても問題ない

▶ ケイキサレート®散，カリメート®散はのみにくいため，市販されているフクロオブラートの中に入れて口を絞り，水に浸してのむ方法や，便秘を防ぐ目的で併用されることの多いD-ソルビトール液に懸濁して服用してもらうなどの工夫をするとよい

▶ Na型レジン，ロケルマ®ではNaの貯留による浮腫，Ca型レジンでは高Ca血症が懸念されるがいずれも有意に血清濃度が上がるという報告はほとんどない

ケイキサレート®

- **一般名**…ポリスチレンスルホン酸ナトリウム（Na型レジン）
- **剤形**…散・ドライシロップ
- **消失経路**…陽イオン交換樹脂であり吸収されないため，糞便中に排泄される

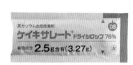

- **透析性**…吸収されないため，該当しない
- **用法・用量**…【内服】ドライシロップ：1日量39.24g（ポリスチレンスルホン酸ナトリウムとして1日量30g）を2～3回に分け，その1回量を水50～150mLに懸濁し，経口投与．散剤：1日量30gを2～3回に分け，その1回量を水50～150mLに懸濁し，経口投与【直腸内投与】散剤：通常，成人1回30gを水または2％メチルセルロース溶液100mLに懸濁して注腸する．症状に応じて適宜増減
- **主な副作用**…下痢，悪心，食欲不振，浮腫，便秘など

観察&服薬指導のポイント
▶ Ca型レジンに比べカリウム低下作用が強く便秘しにくいが，Naが溜まって溢水になることがある

カリメート®/ポリスチレンスルホン酸Ca経口ゼリー

- **一般名**…ポリスチレンスルホン酸カルシウム（Ca型レジン）
- **剤形**…カリメート®：散・ドライシロップ・経口液，ポリスチレンスルホン酸Ca：経口ゼリー

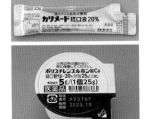

- **消失経路**…陽イオン交換樹脂であり吸収されないため，糞便中に排泄される
- **透析性**…吸収されないため，該当しない
- **用法・用量**…【内服】カリメート®：（ドライシロップ）1日16.2～32.4g（ポリスチレンスルホン酸Caとして1日15～30g）を2～3回に分け，その1回量を水30～50mLに懸濁し，経口投与．（散剤）1日量30gを2～3回に分け，その1回量を水50～150mLに懸濁し，経口投与．（経口液）1日75～150g（ポリスチレンスルホン酸Caとして15～30g）を2～3回に分け，経口投与．ポリスチレンスルホン酸Ca経口ゼリー：1日75～150g（ポリスチレンスルホン酸Caとして15～30g）を2～3回に分け，経口投与【直腸内投与】カリメート®散：通常，成人1回30gを水または2％メチルセルロース溶液100mLに懸濁して注腸する．症状に応じて適宜増減
- **主な副作用**…腸管穿孔，便秘，食欲不振，悪心など

観察＆服薬指導のポイント

▶Na型レジンに比べカリウム低下作用が弱く便秘しやすいが，溢水にならない．溢水患者や心不全患者，Caを補給したいときには良い選択となる

ロケルマ®

- **一般名**…ジルコニウムシクロケイ酸 ナトリウム水和物
- **剤形**…散
- **消失経路**…ジルコニウムは吸収され ないため，糞便中に排泄される
- **透析性**…吸収されないため，該当し ない

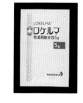

- **用法・用量**…1回5gを水約45mLに懸濁し，非透析日に1日 1回経口投与（最高用量は非透析日に1日1回15gまで）
- **主な副作用**…便秘，浮腫

観察＆服薬指導のポイント
▶ 非透析日に1日1回水で懸濁して服用する新しい高カリウム改善治療薬．従来のレジンではなく均一な結晶構造のため便秘しにくく，血清カリウム低下作用発現がやや早め

3

腎性貧血治療薬

主な腎性貧血治療薬

腎性貧血治療薬の目的と作用機序

赤血球は全身に酸素を送る役割をしますが，酸素が足りない状
態，つまり低酸素状態が続くと腎臓でエリスロポエチン（EPO）
が造られ，赤血球を増やして酸素不足を補っています．マラソン
選手が酸素の少ない高地トレーニングをするのは低酸素刺激によ
って赤血球を造り呼吸を楽にしてパフォーマンスを向上させるた
めです．低酸素刺激によって赤血球をつくる物質「EPO」があ
るはずだというのは昭和11年から提唱されていました．貧血に

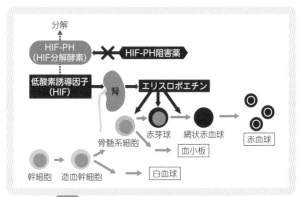

図1 赤血球造血刺激因子製剤（ESA）の薬理作用

なると組織酸素分圧が低下するため，それを腎臓が感知して貧血を治すためにEPOが多く産生されるのではないかと信じ，再生不良性貧血患者の2.5トンもの大量の尿を生成・分離して1976年に純化したEPOの結晶を精製したのが宮家隆次先生（元熊本大学）です．これが1990年の遺伝子組み換えEPO製剤誕生のきっかけになりました．

EPOは大部分が腎臓で産生されるホルモンで，赤血球の産生を刺激することによって貧血になるのを防いでいます．しかし，腎不全になるとEPOが産生されなくなり，いわゆる腎性貧血になります．EPOをはじめとしたESAは骨髄で赤芽球細胞に作用して，赤血球に分化・成熟するのを刺激することによって赤血球を増やし貧血を改善します（図1）．今まではEPOそのもの，あるいはその構造を修飾した長時間作用型の注射薬しかなかったのですが，のみ薬で腎性貧血を改善し，鉄の利用率を高める新薬の腎性貧血治療薬エベレンゾ®も利用できるようになりました．

貧血の症状と血液透析患者の目標ヘモグロビン（Hb）値

貧血とは，体の隅々の臓器まで酸素を運んでくれる赤血球が減

少する病気です．症状としては動悸，息切れ，めまい，食欲不振，活気がないなどが代表です．貧血はこのような症状だけでなく，臓器の酸素不足（臓器虚血）をも起こすため，心臓はそれに対抗してむち打たれるように過重労働し，臓器虚血を防がなくてはならなくなり，透析患者では心不全になりやすく各臓器の機能障害を起こす原因にもなります．では，なぜ透析患者では，貧血の指標となるHb値を正常値まで上げないのでしょうか？

血液透析患者の目標Hb値（赤血球に含まれる血色素量）は，10〜12g/dLになるように投与量を加減します．ただし12g/dLを超えると減量・休薬します．ヘマトクリット（Ht）値（全血中に占める赤血球の割合）はHbの3倍と覚えてよいでしょう．したがって，目標Ht値は30〜36%とします．しかし，活動度の高い若年者では目標Hb値は11〜13g/dLに（13g/dLを超えると減量・休薬基準とする），目標Ht値が33〜39%になるようにEPO製剤の投与量，投与間隔を加減します．健常者のHb値は12〜16g/dLですが，透析患者の場合このような正常値まで上げないのは，透析中の血液濃縮によってHb値がさらに高くなり，血液循環が悪化し脳梗塞や虚血性腸炎などの重篤な副作用を起こしやすくなる危険性があるからです．血液濃縮を起こすことのない腹膜透析や保存期腎不全の患者では，目標Hb値が11〜13g/dLと血液透析患者より高く設定されています[1]．

赤血球造血刺激因子製剤（ESA）

血液透析患者の目標Hb値：10〜12g/dL

保存期・腹膜透析・腎移植患者の目標Hb値：11〜13g/dL

● 特徴

エスポー®，エポジン®はEPO製剤で，腎不全患者で不足していたEPOを補います．これによって貧血は改善し，運動能力が上がり，心臓が十分酸素を補給できるようになり，呼吸・循環器系が安定し，生活の質（QOL）が大いに向上しました．急激な出血さえなければ輸血する必要がないため，輸血による肝炎や

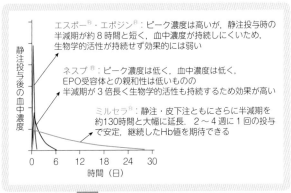

図2 ESAの血中濃度の推移の概念図

HIV感染の危険性も回避できるようになりましたし，頻回の輸血により鉄分が蓄積して肝障害を起こすこともなくなりました．心臓をはじめ，多くの臓器の機能が高まり，心不全や感染症にもかかりにくくなり，長生きできるようになりました．今まで透析患者のために開発された薬は数多くありますが，これほど透析患者を幸せにしてくれた薬はないかもしれません．

　EPO製剤を分解されにくく長時間作用するように工夫されたESAであるネスプ®は静注では週1回，皮下注では4週間に1回の投与が可能になりました．ミルセラ®はさらに半減期が延長し，投与間隔の延長が可能になりました（**図2**）．

HIF-PH阻害薬

　低酸素誘導因子（HIF）は高地に住んでいる人や出血によって貧血になって低酸素にさらされたときに適応する際の身体の生理的な反応を活性化して，EPOの産生を誘導して赤血球の産生を促進することにより，腎性貧血を改善する転写因子という蛋白質です．新薬ののみ薬のエベレンゾ®はHIFを分解する酵素（HIF-PH）を阻害することで，正常酸素状態でもHIFが分解されずに

HIF-PH阻害薬エベレンゾ®がHIF-PHを阻害

HIFの分解抑制・量が向上

EPO産生促進鉄の吸収や取り込み促進

赤血球の成熟・分化が促進

HIF（hypoxia inducible factor）：低酸素にさらされたときに造られる増血因子
HIF-PH：HIFを分解する酵素

図3 エベレンゾ®の作用機序

量が増えます．その結果，高濃度になったHIFがEPO産生促進・鉄の吸収や取り込みを促進して，生体が低酸素状態に曝露された際に生じる赤血球造血反応と同様に，正常酸素状態でも赤血球造血が刺激され，赤血球の成熟・分化が促進し，腎性貧血が改善します（**図3**）．経口薬で腎性貧血に効果のある新薬ではありますが，がんや網膜疾患など新生血管が疾患の増悪に働くような病態では，生体の防御機構であるHIFによる副作用の可能性が懸念されています．

観察＆服薬指導のポイント
▶Hb濃度のモニタリングは必須
▶血液透析患者で週はじめに採血で維持すべき目標Hb値は10〜12g/dL（Ht値30〜36％），腹膜透析患者で維持すべき目標Hb値は11〜13g/dL（Ht値33〜39％）とする
▶急激にHb値が上昇することによって血液粘度が上昇するため，血圧をモニタリングする
▶急激な貧血改善によって血栓症や高血圧，頭痛になりやすいため，Ht値上昇を1％/週以内にすることが推奨されている

● **腎性貧血治療薬が効かない症例への対処法**

　ESAが効きにくい症例は「EPO抵抗性貧血」というよりも，

表1 ESA低反応になる原因とその治療法としての薬物療法・サプリメント

ESA低反応になる原因	薬物療法・サプリメント
鉄欠乏	透析患者には静注鉄剤の投与 腹膜透析患者には経口鉄剤の投与
鉄利用率低下	ビタミンCの投与
感染症・炎症（肺炎，敗血症，グラフト感染，腹膜カテーテル感染など）	抗菌薬など抗感染症薬の適正使用
るい痩，栄養状態の悪化	高性能ダイアライザによって除かれたアミノ酸を透析中にキドミン®＋50％ブドウ糖で補給 脂肪乳剤，中鎖脂肪酸（MCT）によるエネルギー補給
赤血球寿命の短縮	エルカルチン®の投与
水溶性ビタミン欠乏（ビタミンC，葉酸，ビタミンB$_{12}$，ビタミンB$_6$）	腎不全用ビタミン剤ネフビタン®KDの摂取
亜鉛欠乏	ノベルジン®の投与（適応外）
銅欠乏	微量元素製剤の投与（TPN以外は適応外）
不十分な透析	
透析液の清浄化不足	
血液回路内残血	
悪性腫瘍	

「EPO低反応例」といわれるようになり，その定義は3,000単位を週3回投与しても目標Hb値である10mg/dLに達しない症例のことをいいます．EPO低反応例のほとんど（80％）は鉄不足ですが，この他にがん，感染症などの炎症，レニベース®などのアンジオテンシン変換酵素（ACE）阻害薬やブロプレス®などのアンジオテンシンⅡ受容体拮抗薬（ARB）という降圧薬の投与などが貧血悪化因子となり，EPO低反応例の原因になります（**表1**）．

鉄剤

●鉄欠乏の指標

赤血球を造るうえで「鉄」は必須の材料です．もともと血液透析患者では，検査のための採血やダイアライザや血液回路内への残血のため，1年間に平均1gの鉄を失います．ESAを投与すると赤血球が盛んに造られ，その原料である鉄が消費されるため，透析患者では鉄を投与しない限りいずれ鉄欠乏状態になります．したがってESAが効きにくくなるため，必要に応じて鉄剤を投与する必要があります．

鉄が欠乏状態になると，いくらEPO製剤を増量しても貧血は改善しません．十分な鉄分があるかどうかの指標は血清フェリチン濃度（体中の貯蔵鉄量を表す：透析患者の正常値は100〜250ng/mL）とトランスフェリン飽和度（TSAT：鉄の利用率を表す：正常値30〜35%）の2つの検査値がよく反映されます．

トランスフェリン飽和度（TSAT）（%）＝
〔血清鉄（μg/dL）/総鉄結合能（TIBC）（μg/dL）〕×100

●鉄剤の使い方

鉄欠乏とはTSATが20%未満，および血清フェリチン値が100ng/mL未満の状態であるとされています．この場合，血液透析患者には経口鉄剤よりも効果が高い静注鉄剤の使用が推奨されていましたが，『2015年版 慢性腎臓病患者における腎性貧血治療のガイドライン』[1]では保存期CKD・血液透析・腹膜透析患者ともに鉄補充は静注投与だけでなく経口鉄剤も推奨され，静注鉄剤を使用する場合には週1回，透析終了時にゆっくり投与することになりました．

静注鉄剤は毒性の強い活性酸素を造る触媒になるため，細胞毒性が強くなり，肝炎・肝硬変，心不全・不整脈・心筋症，皮膚色素沈着，糖代謝障害など，鉄沈着症（ヘモジデローシス）の症状が起こりやすくなります．そのため診察間隔が長い腹膜透析患者や保存期腎不全患者に一度に大量の静注鉄剤を投与することはあ

まり好ましくなかったのですが，以前のガイドラインでは静注鉄剤が勧められていました．しかし，2015年のガイドラインより血液透析患者も活性酸素による障害が起こりにくい経口鉄剤が原則とされたことから，リオナ®やピートル®など鉄を含有するリン吸着薬による鉄補充も一般化しつつあります．経口投与が困難な例や吸収障害がみられる例，そしてTSATや血清フェリチン値が目標レベルに達しない場合には，静注鉄剤を投与することになります．

● 血液透析患者の鉄欠乏の診断

① ESAも鉄剤も投与されていない場合には，血清フェリチン値（貯蔵鉄の指標）＜50ng/mLで鉄剤を補充する

② 十分なESA治療を行っている場合には，TSAT（鉄の利用率の指標）＜20％かつ血清フェリチン値（貯蔵鉄の指標）＜100ng/mLで鉄欠乏と判断して，鉄剤を補充する

③ 鉄利用率を低下させる病態がない場合には，TSAT＜20％または血清フェリチン値＜100ng/mLで鉄剤を補充する

④ 血清フェリチン値≧300ng/mLには鉄補充を推奨しない

観察＆服薬指導のポイント

▶ Hb値のモニタリングは必須

▶ TSATをモニタリングすることにより鉄の利用率を，血清フェリチン値をモニタリングすることにより，鉄が体内に充足しているかを判断し，鉄剤の投与量，投与方法を最適に保つ

▶ 鉄剤を飲むと便が黒くなることを知らせる必要がある．黒色便と消化管出血によるタール便の見分け方については，リン吸着薬の項を参照

▶ 鉄剤は空腹時に服用すると吸収率は上昇するが，胃障害が起こりやすくなるので，胃の弱い症例は食後にのんだほうがよい

● 腎性貧血治療薬が効きにくいときの薬物療法（表１）

透析患者の赤血球寿命は正常の30〜60％に短縮しています．これは尿毒症によりますが，副甲状腺ホルモンも１つの因子と

して考えられます．このとき，赤血球の細胞膜が弱くなっているため，L-カルニチン（エルカルチン®）を投与すると改善するという報告もあります．透析患者の適正用量は錠剤で600mg/日，維持投与量は300mg/日程度といわれています．

その他にも亜鉛欠乏が原因で起こる貧血にはノベルジン®やプロマック®（適応外）の投与が推奨されますが，亜鉛は銅の吸収を阻害しますので，銅が全身に沈着して組織障害を起こすウイルソン氏病の治療薬にもなっています．ということはこれらの亜鉛製剤は銅の欠乏も起こし，銅欠乏によっても貧血にもなります．銅の欠乏には微量元素製剤を投与（高カロリー輸液施行患者以外は適応外）します．

ビタミンCを投与すると，少量の鉄剤で貧血が改善しやすいといわれています．ほうれんそうなどの緑黄色野菜に含まれる非ヘム鉄は3価の鉄で，そのままでは吸収されにくいのですが，ビタミンCによって2価の鉄に変わり，小腸から吸収されやすくなります．またビタミンCを少量静注投与すると，組織貯蔵鉄の遊離を促進してEPOの反応性を改善することもいわれています．つまり，ビタミンCは内服でも静注でも鉄の利用率を上げることによって低反応例の貧血を改善します．

| 引用・参考文献 |

1）日本透析医学会．2015年版日本透析医学会「慢性腎臓病患者における腎性貧血治療のガイドライン」．日本透析医学会雑誌．49（2），2016，89-158．

エスポー®/エポジン®

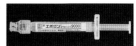

- **一般名**…エスポー®：エポエチン α，エポジン®：エポエチン β
- **分類**…赤血球造血刺激因子製剤（ESA）
- **剤形**…注・皮下注
- **半減期**…静注7～9時間，皮下注20～24時間
- **透析性**…分子量が約30,000と大きいため除去されない
- **用法・用量**…[HD] 初回1回3,000国際単位を週3回，できるだけ緩徐に静脈内投与．維持量は1回1,500国際単位を週2～3回，あるいは1回3,000国際単位を週2回投与．維持量での最高投与量は，1回3,000国際単位，週3回投与 [PD] エポジン®：初回1回6,000国際単位を週1回投与．維持量として，1回6,000～12,000国際単位を2週に1回投与
- **主な副作用**…血圧上昇，血栓症
- **重大な副作用**…赤芽球癆（抗EPO抗体の産生によって貧血が助長する．皮下注で起こりやすい）

観察&服薬指導のポイント

▶ヒトエリスロポエチンで赤血球の分化・増殖を刺激することによって貧血を改善する

ネスプ®

- **一般名**…ダルベポエチンα
- **分類**…赤血球造血刺激因子製剤（ESA）
- **剤形**…注
- **半減期**…静注25時間，皮下注48時間
- **rHuEPOからの切り替え比率**…250～300：1
- **透析性**…分子量が約36,000と大きいため除去されない
- **用法・用量**…［HD］週1回20μgを静脈内投与で開始．維持用量は週1回15～60μgを静脈内投与または2週に1回30～120μgを静脈内投与 ［PD］2週に1回30μgを皮下または静脈内投与で開始．維持用量は2週に1回30～120μgを皮下または静脈内投与または4週に1回60～180μgを皮下または静脈内投与
- **主な副作用**…血圧上昇，血栓症

観察&服薬指導のポイント
▶第2世代のESAでヒトエリスロポエチンの構造を変えて半減期を3倍に長くした腎性貧血治療薬

ミルセラ®

- **一般名**…エポエチンβペゴル
- **分類**…赤血球造血刺激因子製剤（ESA）

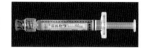

- **剤形**…注
- **半減期**…静注133時間，皮下注137時間
- **rHuEPOからの切り替え比率**…未決定．貧血の程度により適宜増減
- **透析性**…分子量が約60,000と大きいため除去されない
- **用法・用量**…[HD] 初回は1回50μgを2週に1回静脈内投与．維持用量は1回25〜250μgを4週に1回，静脈内投与（最高投与量は1回250μg）[PD] 1回25μgを2週に1回皮下または静脈内投与．維持用量は1回25〜250μgを4週に1回，皮下または静脈内投与（最高投与量は1回250μg）．投与量を増やすときは25μg→50μg→75μg→100μg→150μg→200μg→250μgと漸増する．初期投与期間中，目標とするHb濃度が得られ，かつ，濃度が安定したら，ミルセラ®の投与間隔を延長できる．その場合には1回の投与量を2倍にし，投与間隔を2週1回から4週1回に変更する．4週に1回の投与間隔ではHb濃度を目標範囲に維持できない場合，1回の投与量を半分にし，かつ2週に1回の投与間隔に戻す
- **主な副作用**…血圧上昇，血栓症

観察&服薬指導のポイント

▶第2世代のESAでヒトエリスロポエチンにポリエチレングリコール（PEG）分子を化学的に結合させて半減期をさらに20倍に延長させた腎性貧血治療薬

エベレンゾ®

- ●**一般名**…ロキサデュスタット
- ●**剤形**…錠
- ●**消失経路**…肝臓
- ●**半減期**… 8 ～10時間
- ●**透析性**…蛋白結合率99%と高いため
  除去されない

- ●**用法・用量**…［未治療の場合］ 1 回50mgで開始し，適宜増減
  ［赤血球造血刺激因子製剤から切り替える場合］ 1 回70mgまたは100mgで開始し，適宜増減．いずれの場合も，週 3 回．最大 1 回3.0mg/kg
- ●**主な副作用**…シャント閉塞などの血栓塞栓症，リパーゼ増加，高血圧

観察＆服薬指導のポイント

▶低酸素誘導因子（HIF）の分解を阻害することによって生体が低酸素状態に曝露された際に生じる赤血球造血反応と同様に，正常酸素状態でも赤血球造血が刺激され貧血を改善する腎性貧血治療薬でははじめてののみ薬．鉄の利用率を高める作用も期待されている

▶エベレンゾ®と同様の作用を示すHIF-PH阻害薬はあと 4 種類販売されている（**表2**）

表2 その他のHIF-PH阻害薬

一般名	商品名
ダプロデュスタット	ダーブロック
バダデュスタット	バフセオ®
エナロデュスタット	エナロイ®
モリデュスタット	マスーレッド®

フェルム®/インクレミン®/フェロミア®/フェロ・グラデュメット®

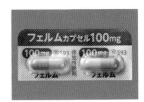

- **一般名**…フェルム®：フマル酸第一鉄，インクレミン®：溶性ピロリン酸第二鉄，フェロミア®：クエン酸第一鉄ナトリウム，フェログラデュメット®：乾燥硫酸鉄

- **剤形**…シロップ・錠・カプセル

- **分類**…経口鉄剤

- **消失経路**…生体内の鉄は通常尿，糞便，汗，髪，爪，脱落皮膚，月経血などとして排泄される．出血以外では消失しない

- **透析性**…ほぼ100%がトランスフェリンという蛋白質と結合しているため除去されない

- **用法・用量**…製剤により異なるが，通常100（105）～200（210）mg/日，食後に投与

- **主な副作用**…胃腸障害，嘔気，便秘，下痢，過敏症，光過敏症，肝障害など
  ※詳細は各製剤の添付文書などを確認

観察＆服薬指導のポイント

▶腎性貧血治療薬によって赤血球合成が盛んになると鉄が消費されるため，補充する

フェジン®/フェインジェクト®

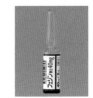

- ●**一般名**…フェジン®：含糖酸化鉄，フェインジェクト®：カルボキシマルトース第二鉄
- ●**分類**…静注鉄剤
- ●**剤形**…注
- ●**消失経路**…生体内の鉄は通常尿，糞便，汗，髪，爪，脱落皮膚，月経血などとして排泄される．出血以外では消失しない
- ●**透析性**…ほぼ100%がトランスフェリンという蛋白質と結合しているため除去されない
- ●**用法・用量**…経口鉄剤の投与が困難または不適当な場合に，週1回1Aを透析後に2分以上かけて徐々に静脈内注射．13回投与を区切りとし，血清フェリチン値が300ng/mL以上にならないよう投与する
- ●**主な副作用**…発疹，嘔気，頭痛，疼痛，過敏症，肝障害など

エルカルチン®

- ●**一般名**…レボカルニチン
- ●**剤形**…注・錠・内用液

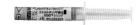

- ●**消失経路**…腎臓
- ●**透析性**…血液透析で非常によく
  抜けるため血液透析患者ではカルニチン欠乏床になりやすい.
  血液透析後に投与する
- ●**用法・用量**…[静注] 血液透析に伴うカルニチン欠乏症に対しては, 10〜20mg/kgを透析終了時に, 透析回路静脈側に注入 (静注) [経口] 1回300mgを1日2回などの低用量から投与を開始するなど患者の状態を観察しながら慎重に投与し, 漫然と投与を継続しない. 血液透析日には血液透析後に投与すること. 腹膜透析患者では血液透析患者よりもよりも欠乏は軽微なため, 欠乏が明らかな場合を除き投与しない
- ●**主な副作用**…食欲不振, 下痢, 軟便など. 経口剤では腸内細菌を介してトリメチルアミン-N-オキシド (TMAO) が産生され, TMAOがアテローム性動脈硬化を促進するかもしれない

観察&服薬指導のポイント
▶血液透析患者では欠乏しやすいため, 低用量を補充すると赤血球膜などの生体膜の安定性を維持することによって腎性貧血治療薬に抵抗性の貧血が改善することがある

4 降圧薬

主な降圧薬

ARB・カルシウム拮抗薬配合剤

ザクラス®（アジルサルタン・アムロジピンベシル酸塩配合）	…p.66
アイミクス®（イルベサルタン・アムロジピンベシル酸塩配合）	…p.66
レザルタス®（オルメサルタンメドキソミル・アゼルニジピン配合）	…p.66
ユニシア®（カンデサルタンシレキセチル・アムロジピンベシル酸塩配合）	…p.66
ミカムロ®（テルミサルタン・アムロジピンベシル酸塩配合）	…p.66
エックスフォージ®（バルサルタン・アムロジピンベシル酸塩配合）	…p.66
アテディオ®（バルサルタン・シルニジピン配合）	…p.66

種類と作用機序

　血圧＝末梢血管抵抗×心拍出量で表されます．この式はオームの法則，電圧＝抵抗×電流と同じ考え方をすればわかりやすいです．

　血圧を下げるには，①血管を拡張させることによって末梢血管抵抗を下げるか，②心拍出量を下げる（②心拍数を下げる，③循環血液量を減らす）のどれかの作用によります．現在，主要な降圧薬は5種類ありますが，上記の3つの作用機序に分けると次のようになり，**図1**の中で緑で囲んだものが第1選択薬として推奨されています．

①血管を拡張させる：アンジオテンシンⅡ受容体拮抗薬（ARB），アンジオテンシン変換酵素（ACE）阻害薬，カルシウム拮抗薬，第2選択薬に格下げされたα遮断薬もこの群に入る．

②心拍数を下げる：β遮断薬（第2選択薬）

③循環血液量を減らす：利尿薬

降圧薬の特徴と効率的な使い方

　現在，日本透析医学会の「血液透析患者における心血管合併症の評価と治療に関するガイドライン」[1]では，透析患者では高血圧から心肥大，心不全に至る症例が多いことから以下の降圧薬が推奨されています．

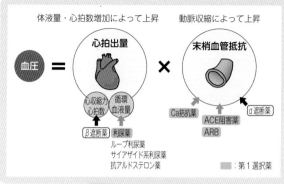

体液量・心拍数増加によって上昇　　　動脈収縮によって上昇

血圧 ＝ 心拍出量 × 末梢血管抵抗

心収縮力　循環
心拍数　　血液量

β遮断薬　利尿薬

ループ利尿薬
サイアザイド系利尿薬
抗アルドステロン薬

Ca拮抗薬

ACE阻害薬
ARB

α遮断薬

■：第1選択薬

図1 各種降圧薬の作用機序

●アンジオテンシンⅡ受容体拮抗薬（ARB）

アンジオテンシンⅡは強力な血管収縮作用のほか，アルドステロン分泌促進作用，細胞増殖促進作用（心筋や血管の肥厚・線維化を促進），血管内皮障害作用（動脈硬化促進・心筋梗塞誘発）を持つ超悪玉といわれます．ARBはこれが作用する受容体を阻害することによって血圧を下げます．安全で緩やかな降圧作用を持ち，透析患者の左心室の肥大を抑制する効果，心血管保護効果があることが明らかになっているため，心血管病変による死亡率の高い透析患者には第1選択薬になります．ACE阻害薬でよく出る空咳の副作用はありませんが，高薬価です．

> 観察＆服薬指導のポイント
> ▶血圧，血清カリウム値のモニタリングは必須で，血清カリウム高値の場合は減量または中止，あるいは治療上の有用性が高ければ血清カリウム抑制薬を併用する

●アンジオテンシン変換酵素（ACE）阻害薬

アンジオテンシンⅡに変換する酵素（ACE）を阻害することによって，アンジオテンシンⅡの産生を抑え血圧を下げます．

ACE阻害薬とARBの効果はほぼ同じで，透析患者には第1選択薬になります．薬価が安いため，海外ではARBよりも使用頻度が高いですが，空咳が出やすいのが難点です．

●カルシウム拮抗薬

確実ですみやかな降圧作用を示し，副作用の少ない降圧薬として，透析患者には推奨されています．特に脳卒中の予防，冠動脈のけいれんによって発症する安静時狭心症には積極的に使用すべき降圧薬です．各種臓器の血流を改善するので，高齢者にも適しています．確実な降圧作用を示すため，反射性頻脈によって心不全に良くないイメージもありますが，心臓に負担をかけないタイプのアテレック®（シルニジピン），ランデル®（エホニジピン塩酸塩エタノール付加物），カルブロック®（アゼルニジピン）などの新しいタイプのカルシウム拮抗薬も注目されています．

●β遮断薬

心拍数を下げることによって降圧効果を示すβ遮断薬は第2選択薬に格下げされ処方率は高くありませんが，透析患者では心不全による死亡率が最も高いため，心仕事量を減らすことによって慢性心不全の予後を改善します．そのため，慢性心不全に対して高いエビデンスを持つアーチスト®，メインテート®が汎用さ

れます．また，冠動脈に狭窄のある労作性狭心症や頻脈性不整脈を合併した症例にも β 遮断薬が使われることがあります．

●ループ利尿薬

利尿薬は無尿の透析患者には無効です．元来は循環血液量を減らすことによって血圧を下げる降圧薬です．一般的に降圧薬として用いられているチアシド系は透析患者では用いられず，ラシックス® （フロセミド）などのループ利尿薬が，尿量のある導入初期の透析患者や腹膜透析患者に対してのみ使用されます．

●降圧薬の合剤

近年，薬価はARBと同じで利尿薬あるいはカルシウム拮抗薬の合剤が次々と発売されています．これらは 2 種類の降圧薬を組み合わせることでより強力な作用が得られるだけでなく，服薬アドヒアランスの向上，医療費の軽減にも貢献しています．ただし，降圧薬として用いられるチアシド系利尿薬は透析患者では導入期を除いて効果がないため，透析患者に用いられる合剤はARBとカルシウム拮抗薬の合剤です．

ARBとACE阻害薬の併用は降圧効果がそれほど上がらず，腎機能低下患者では高カリウム血症の危険性が高くなるため，合剤が販売されていないだけでなく，「高血圧治療ガイドライン2019」[2]によっても併用が推奨されていない唯一の降圧薬の組み合わせです．表にARBとカルシウム拮抗薬の合剤を示します．用法・用量はすべて 1 日 1 回ですが，配合されている薬剤の種類，用量は実にさまざまです．

レニン−アンジオテンシン系阻害薬が心臓にやさしい理由

レニン−アンジオテンシン系阻害薬，つまりARBとACE阻害

表 ARBとカルシウム拮抗薬の合剤（用法：すべて1日1回1錠）		
成分名	商品名	配合用量
アジルサルタン・アムロジピンベシル酸塩配合	ザクラス®配合錠LD・配合錠HD	配合錠LD：20mg/2.5mg 配合錠HD：20mg/5mg
イルベサルタン・アムロジピンベシル酸塩配合	アイミクス®配合錠LD・配合錠HD	配合錠LD：100mg/5mg 配合錠HD：100mg/10mg
オルメサルタンメドキソミル・アゼルニジピン配合	レザルタス®配合錠LD・配合錠HD	配合錠LD：10mg/8mg 配合錠HD：20mg/16mg
カンデサルタンシレキセチル・アムロジピンベシル酸塩配合	ユニシア®配合錠LD・配合錠HD	配合錠LD：8mg/2.5mg 配合錠HD：8mg/5mg
テルミサルタン・アムロジピンベシル酸塩配合	ミカムロ®配合錠AP・配合錠BP	配合錠AP：40mg/5mg 配合錠BP：80mg/5mg
バルサルタン・アムロジピンベシル酸塩配合	エックスフォージ®配合錠・配合OD錠	80mg/5mg
バルサルタン・シルニジピン配合	アテディオ®配合錠	80mg/10mg

薬はいずれも血圧を下げる作用は確実なものの，時間をかけてゆっくりと下げるため，急激に血圧を下げるカルシウム拮抗薬などでみられる代償的な交感神経刺激による反射性頻脈は起こりません．つまり，心臓をむち打つことのない降圧薬です．また，血圧を緩徐に下げるだけでなく，血管壁の肥厚や左室肥大（血管や心筋細胞の増殖や線維化のことをリモデリングという）を抑制することで心不全の進行を防いでくれます．このように心臓にやさしい降圧薬ですから，心不全はもちろん心筋梗塞など心臓にかかわる合併症には第一選択薬として用いられます．透析患者の腎機能は廃絶していますが，透析導入前の蛋白尿のある腎臓病の進行も

防ぎますから，心臓にも腎臓にも血管にもやさしい，つまりARBとACE阻害薬は臓器保護作用のある降圧薬といえます．

慢性心不全に心機能を低下させるβ遮断薬を使う理由

　透析患者の死因の第1位である心不全では，交感神経活性が亢進することは古くから知られていましたが，筆者の学生時代には「β遮断薬は徐脈になって心機能を低下させるため，心不全には使ってはいけない薬」と習いました．心不全では当然，心臓のポンプ機能が低下していますから，心拍数を上げ，心拍出量を上げるイノバン®やドブトレックス®，プロタノール®などが使われていたのです．しかし，これらの強心薬は心不全症状である息切れや易疲労感などを目覚ましく改善し，急性心不全の治療には貢献しているものの，慢性心不全では予後が悪化するということがわかりました．強心薬は，どれも心臓をむち打つ薬で，短期間なら調子が良くなるものの，慢性心不全に長期間使うと交感神経を興奮させて，心臓が疲弊して早死にしてしまうわけです．

　逆転の発想から，β遮断薬は心機能が低下する薬ではなく，心臓を休ませることで慢性心不全の予後を改善する薬になったのです．心不全という病態を延々と続く坂道を痩せ馬が荷馬車を引いている姿にたとえると，強心薬は馬をむち打つ薬であるため，延々と続く坂道である慢性心不全では疲弊して早死にしてしまいます．β遮断薬は馬のスピードを遅くする薬であり，心臓は疲弊から免れて，走行距離（予後）は長くなります．そしてレニン-アンジオテンシン系阻害薬は馬の荷物を軽くする薬であり，心臓の負担が軽くなり走行距離（予後）は長くなると考えると理解しやすいでしょう（図2）．β遮断薬の作用機序は長期的に心臓を刺激する交感神経系のβ受容体を抑制し，心拍数を減らして，心臓の負担を軽減して血圧を下げ，慢性心不全の進行を防ぎます．

透析患者の目標血圧

　透析患者の透析前血圧は低いほうが死亡率が高く，高過ぎても

強心薬
馬をむち打つ薬であるため，延々と続く坂道である慢性心不全では疲弊して早死にしてしまう

β遮断薬
馬のスピードを遅くする薬であり，心臓の疲弊から免れて，走行距離（予後）は長くなる

レニン-アンジオテンシン系阻害薬
馬の荷物を軽くする薬であり，心臓の負担が軽くなり走行距離（予後）は長くなる

図2 慢性心不全への薬剤の作用

死亡率は高いU字型曲線になります．驚くべきことに透析前の収縮期血圧は160～180mmHg，拡張期は80～100mmHgが最も死亡リスクが低いのです[3]．血圧が低い透析患者は心不全を併発していることが多いため，昇圧薬を使用して血圧を上げる必要があることがありますが，だからといって血圧が高いと予後が良くなるという指標にはなり得ません．

　収縮期で180mmHg以上では心血管疾患や脳卒中による死亡リスクが明らかに高くなりますので，心血管系の合併症がない透析患者であれば「血液透析患者における心血管合併症の評価と治療に関するガイドライン」が推奨している週はじめの透析前の血圧140/90mmHg未満を目標にすべきであると考えられます[1]．

|引用・参考文献|
1) 日本透析医学会．血液透析患者における心血管合併症の評価と治療に関するガイドライン．日本透析医学会雑誌．44 (5)，2011，337-425．
2) 日本高血圧学会 高血圧治療ガイドライン作成委員会編．高血圧治療ガイドライン2019．東京，ライフサイエンス出版，2019，304p．
3) 日本透析医学会統計調査委員会．わが国の慢性透析療法の現況（2001年12月31日現在）．2002．

アジルバ®

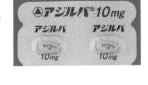

- ●**一般名**…アジルサルタン
- ●**分類**…アンジオテンシンⅡ受容
  体拮抗薬（ARB）
- ●**剤形**…錠
- ●**消失経路**…肝代謝により消失
- ●**透析性**…除去されない
- ●**用法・用量**…1回20mgを1日1回（1日最大投与量は
  40mg）
- ●**主な副作用**…血管浮腫，高カリウム血症，急性腎不全（透析患
  者では問題にならない）など

オルメテック®

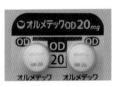

- ●**一般名**…オルメサルタンメドキソミル
- ●**分類**…アンジオテンシンⅡ受容体拮
  抗薬（ARB）
- ●**剤形**…OD錠
- ●**消失経路**…肝代謝により消失
- ●**透析性**…除去されない
- ●**用法・用量**…1日5〜10mgから投与を開始し，10〜20mgを
  1日1回経口投与（1日最大投与量は40mg）
- ●**主な副作用**…血管浮腫，高カリウム血症，急性腎不全（透析患
  者では問題にならない）など

ディオバン®

- **一般名**…バルサルタン
- **分類**…アンジオテンシンII受容体拮抗薬（ARB）
- **剤形**…錠・OD錠
- **消失経路**…肝代謝により消失
- **透析性**…除去されない

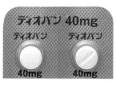

- **用法・用量**…40〜80mgを1日1回経口投与（1日最大投与量は160mg）
- **主な副作用**…血管浮腫，高カリウム血症，急性腎不全（透析患者では問題にならない）など

ブロプレス®

- **一般名**…カンデサルタンシレキセチル
- **分類**…アンジオテンシンII受容体拮抗薬（ARB）
- **剤形**…錠
- **消失経路**…肝代謝により消失
- **透析性**…除去されない

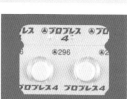

- **用法・用量**…1日1回4〜8mgを経口投与し，必要に応じ12mgまで増量
- **主な副作用**…血管浮腫，高カリウム血症，急性腎不全（透析患者では問題にならない）など

ミカルディス®

- **一般名**…テルミサルタン
- **分類**…アンジオテンシンⅡ受容体拮抗薬（ARB）
- **剤形**…錠
- **消失経路**…肝代謝により消失
- **透析性**…除去されない

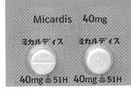

- **用法・用量**…1日1回20mgから投与を開始し，40mgを1日1回経口投与（1日最大投与量は80mg）
- **主な副作用**…血管浮腫，高カリウム血症，急性腎不全（透析患者では問題にならない）など

チバセン®

- **一般名**…ベナゼプリル塩酸塩
- **分類**…アンジオテンシン変換酵素（ACE）阻害薬
- **剤形**…錠
- **消失経路**…腎排泄
- **透析性**…一般的に透析で除去されやすいが不明なものもある
- **用法・用量**…1回2.5〜10mgを1日1回
- **主な副作用**…空咳，血管浮腫，高カリウム血症，急性腎不全（透析患者では問題にならない）など

レニベース®

- **一般名**…エナラプリルマレイン
  酸塩
- **分類**…アンジオテンシン変換酵
  素（ACE）阻害薬
- **剤形**…錠
- **消失経路**…一般的に腎排泄だが
  不明なものもある

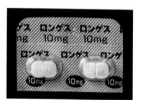

- **透析性**…一般的に透析で除去されやすいが不明なものもある
- **用法・用量**…1回2.5〜10mgを1日1回
- **主な副作用**…空咳，血管浮腫，高カリウム血症，急性腎不全
  （透析患者では問題にならない）など

ロンゲス®

- **一般名**…リシノプリル水和物
- **分類**…アンジオテンシン変換酵
  素（ACE）阻害薬
- **剤形**…錠
- **消失経路**…一般的に腎排泄だが
  不明なものもある
- **透析性**…一般的に透析で除去さ
  れやすいが不明なものもある
- **用法・用量**…1回5〜20mgを1日1回
- **主な副作用**…空咳，血管浮腫，高カリウム血症，急性腎不全
  （透析患者では問題にならない）など

アダラート®CR

- ●**一般名**…ニフェジピン徐放錠
- ●**分類**…カルシウム拮抗薬
- ●**剤形**…錠
- ●**消失経路**…肝代謝により消失
- ●**透析性**…除去されない

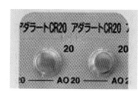

- ●**用法・用量**…1回20〜40mg
  を1日1回（最大1回40mg
  1日2回）

- ●**主な副作用**…顔面紅潮（フラッシング），下肢浮腫，歯肉肥厚，頭痛，めまい，動悸，頻脈，便秘など

アテレック®

- ●**一般名**…シルニジピン
- ●**分類**…カルシウム拮抗薬
- ●**剤形**…錠
- ●**消失経路**…肝代謝により消失
- ●**透析性**…除去されない

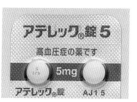

- ●**用法・用量**…1回5〜10mg
  を1日1回（最大1日1回
  20mg）

- ●**主な副作用**…頭痛，めまい，肩こり，顔面紅潮，熱感，全身倦怠感など

カルスロット®

- ●**一般名**…マニジピン塩酸塩
- ●**分類**…Ca拮抗薬
- ●**剤形**…錠
- ●**消失経路**…肝代謝により消失
- ●**透析性**…除去されない

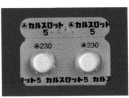

- ●**用法・用量**… 1 日 1 回10〜 20mg，朝食後．1 日 5 mgから開始し，漸次増量
- ●**主な副作用**…顔面紅潮，浮腫，頭痛，頭重感，便秘，ふらつき など

カルブロック®

- ●**一般名**…アゼルニジピン
- ●**分類**…カルシウム拮抗薬
- ●**剤形**…錠
- ●**消失経路**…肝代謝により消失
- ●**透析性**…除去されない

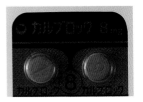

- ●**用法・用量**… 8 〜16mgを 1 日 1 回朝食後（最大 1 日16mg）
- ●**主な副作用**…顔面紅潮，浮腫，頭痛，頭重感，便秘，ふらつき など

コニール®

- **一般名**…ベニジピン塩酸塩
- **分類**…カルシウム拮抗薬
- **剤形**…錠
- **消失経路**…肝代謝により消失
- **透析性**…除去されない
- **用法・用量**…1日1回2〜4mg，朝食後（最大1日1回8mg）
- **主な副作用**…顔面紅潮，下肢浮腫，頭痛，頭重感，便秘，ふらつきなど

ノルバスク®/アムロジン®

- **一般名**…アムロジピンベシル酸塩
- **分類**…カルシウム拮抗薬
- **剤形**…錠・OD錠
- **消失経路**…肝代謝により消失
- **透析性**…除去されない
- **用法・用量**…1回2.5〜5mgを1日1回（最大1日1回10mg）

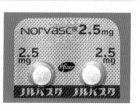

- **主な副作用**…動悸，浮腫，顔面紅潮，頭痛など

ランデル®

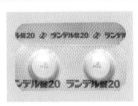

- **一般名**…エホニジピン塩酸塩エ
  タノール付加物
- **分類**…カルシウム拮抗薬
- **剤形**…錠
- **消失経路**…肝代謝により消失
- **透析性**…除去されない
- **用法・用量**…1回20mgを1日1～2回（最大1日60mg）
- **主な副作用**…発疹，顔面紅潮，動悸，頭痛，めまい，浮腫など

アーチスト®

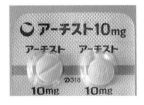

- **一般名**…カルベジロール
- **分類**…αβ遮断薬
- **剤形**…錠
- **消失経路**…肝代謝により消失
- **透析性**…除去されない
- **用法・用量**…慢性心不全の場
  合，心機能の悪化を防ぐため
  1回1.25mg，1日2回食後経口投与から開始し忍容性を確認
  しつつ漸増し，1回2.5～10mgを1日2回まで増量して維持
  する
- **主な副作用**…心不全増悪，黄疸，息切れ，めまい，顔面紅潮，
  喘息様症状，眠気，倦怠感，頭痛，悪夢など

メインテート®/ビソノテープ®

- **一般名**…メインテート®：ビソプロロールフマル酸塩，ビソノテープ®：ビソプロロール

- **分類**…β遮断薬

- **剤形**…メインテート®：錠，ビソノテープ®：貼付薬

- **消失経路**…肝代謝・腎排泄が各50%

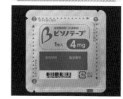

- **透析性**…除去されない

- **用法・用量**…メインテート®：慢性心不全の場合，心機能の悪化を防ぐため0.625mgより開始し，忍容性を確認しつつ漸増し，1日1回1.25～5mgまで増量して維持する．ビソノテープ®：年齢，症状により1日1回4mgから投与を開始し，1日最大投与量は8mg．1日1回，胸部，上腕部または背部のいずれかに貼付し，貼付後24時間ごとに貼りかえる

- **主な副作用**…めまい，ふらつき，倦怠感，房室ブロック，心胸比増大，徐脈，悪夢など

5
便秘治療薬

主な便秘治療薬

浸透圧下剤（糖類下剤）

モビコール®（マクロゴール4000・塩化ナトリウム・炭酸水素ナトリウム・塩化カリウム配合） …p.87

クロライドチャネルアクチベーター

アミティーザ®（ルビプロストン） …p.88

刺激性下剤

アローゼン®(センナ・センナ実)/**ヨーデル®S**(センナエキス) …p.89

ラキソベロン®（ピコスルファートナトリウム水和物） …p.89

プルゼニド®（センノシド） …p.90

その他

グーフィス®（エロビキシバット水和物） …p.91

リンゼス®（リナクロチド） …p.92

透析患者の便秘は多い

　透析患者の便秘の原因として①糖尿病・腎硬化症の増加に伴う透析患者の高齢化とそれに伴う腸管蠕動力低下，②水分制限・透析による除水，③カリウム制限による食物繊維摂取不足それに伴う腸内細菌叢の変化（経口抗菌薬の投与も腸内細菌叢を乱します），④糖尿病合併症の自律神経障害（便秘だけでなく下痢も起こしやすい），⑤カリメート®やポリスチレンスルホン酸Ca経口ゼリー（旧販売名：アーガメイト®ゼリー）などの高カリウム血症治療薬や，レナジェル®，フォスブロック®，キックリン®などの高リン血症治療薬などの不溶性の薬剤による便秘などさまざまです．これらの要因から透析患者の便秘発症頻度は非透析患者と

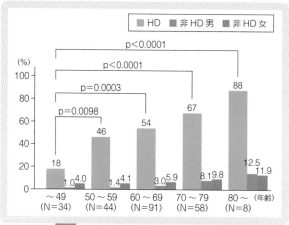

図1 年齢と便秘の割合（文献1，2より作成）

比べて圧倒的に高い（50～60%）といわれています．非透析患者も透析患者も加齢とともに便秘の割合は増えます．筆者らの調査でも透析患者の便秘発症率は非常に高く，50歳未満群では便秘患者の割合は18%であるのに対し，後期高齢者の80歳以上群では88%と約5倍便秘になりやすいことが明らかになりました（図1）[1]．

● **透析患者の便秘は深刻～腸管穿孔によって死亡原因にもなる～**

日本透析医学会の2016年末の統計調査によると透析患者の腸閉塞による年間死亡者数は男性206人（1.0%），女性124人（1.2%）で死亡原因の第9位です[3]．統計調査に用いられる死亡原因病名リストには「腸閉塞」しかありませんが，透析患者の致死性腸病変は腸閉塞だけでなく，虚血性腸炎，腸管穿孔，腸管壊死などさまざまであり，これらの病変に続発する腹膜炎や敗血症は感染症に分類されるかもしれません．ということはこの数値は「少なくとも330名」と読み取れます．またこれらの致死性疾患の多くは前述の便秘が原因と考えられます．強い腹痛，嘔気，下

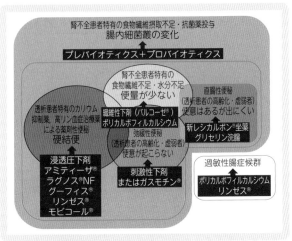

図2 透析患者の便秘の病態と最適な下剤の選択

血などの症状が透析中または透析後に現れたときには腹部X線またはCTを施行し，free air（腸管外のガス）が確認できれば腸管穿孔と診断され，すみやかな開腹手術が必要です．

透析患者の便秘のタイプと適した下剤（図2）

透析患者に使用される下剤の作用機序はさまざまです．透析患者の便秘で最も多いのが「兎糞状の便」が少量しか出ないタイプで，これは水分制限，透析による水分除去，食物繊維不足によって起こる便秘です．このようなタイプには酸化マグネシウムやD-ソルビトールやラクツロースなどの糖類下剤（キシリトール，マルチトール，ラクチトールなど○○トールという名前の糖は吸収されにくいのです．これらを含むダイエット用の飴には「食べ過ぎるとおなかがゆるくなることがあります」という説明が書かれています）は腸管で吸収されにくいため浸透圧物質になって，腸管外から腸管内に水分を引き寄せて便を軟化する浸透圧下剤が

用いられます．浸透圧下剤は一般的に下剤の第一選択薬に位置づけられており，リン吸着薬や高カリウム血症治療薬による透析患者特有の薬剤性便秘にも適しています．

● 浸透圧下剤

腎機能正常者では下剤の第1選択薬は酸化マグネシウム（Mg）です．透析患者では高Mg血症になりやすいことから，血清Mg濃度（基準値1.4〜2.6mg/dL）を定期的に測定していない施設では常用しにくいのですが，最近の報告ではやや高めの2.7〜3.0mg/dLの血清Mg濃度の透析患者が最も長生きできること[2]，さらにやや高めの3.1mg/dL以上の方が高リン血症に伴う心血管死亡リスクを下げることが明らかになり[3]，低用量の酸化Mgの投与は血清Mg濃度を測定しながらなら投与してもよいと思われますが，下剤として大量投与はしにくいのが現状です．

吸収されにくい糖も浸透圧作用によって糖類下剤になりますが，海外で汎用されているD-ソルビトールは慢性便秘に適応がありません．ラクツロースを主成分とするラグノス®NFゼリーが2018年に慢性便秘の適応を取りました．ラクツロースは腸管から吸収されにくい糖なので腸管内で浸透圧物質となって腸管外から水を引き寄せ，便を軟らかくする作用がありますが，甘くて嫌がる患者が多かったそうです．ラグノス®NFゼリーはゼリーにすることで飲みやすくなっています．吸収されないので，糖尿病患者でも血糖値が上がる心配がありません．また，新しい浸透圧下剤で大腸内視鏡検査などの前投薬でお腹を空っぽにするために服用するニフレック®配合内用剤と同一成分の浸透圧下剤のポリエチレングリコール（マクロゴール4000）が主成分のモビコール®配合内用剤も，2018年以降，利用できるようになりました．

透析患者が服用する機会の多いイオン交換樹脂（ポリスチレンスルホン酸Ca経口ゼリーやカリメート®，ケイキサレート®，レナジェル®，フォスブロック®）が投与されたために硬結便を生じて通過障害が起こり，時には2kg（10日分の便量）の宿便が

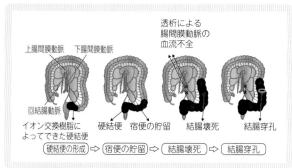

図3 イオン交換樹脂が硬結便を生成し，結腸穿孔に至る過程

貯留して結腸が菲薄化します（「便が透けて見えるくらい薄くなる」といわれています）．このような状態で血液透析による除水を行うと結腸虚血が起こり，虚血性腸炎から致死性の腸管穿孔を起こすことがあります（**図3**）．透析患者特有の薬剤性便秘防止には，腸内に水分を引き寄せて便を軟らかくしてくれる浸透圧下剤が最適です．これらの浸透圧下剤は「慢性便秘症診療ガイドライン2017」[4]でも1A（エビデンスレベルも推奨度も最も高い）と高く評価されています．2021年4月現在，新薬のモビコール®配合内用剤は日本のガイドラインには未掲載ですが，国際的な世界消化器病学会（WGO）のガイドライン[5]では同じく1Aと高く評価されています．

● **便を軟化させる新しい下剤**

腸管内の水分分泌を促し，自然な排便を促す薬剤のアミティーザ®が2012年，新しい下剤として32年ぶりに登場しました．また2018年以降，胆汁酸を増やして便を軟化させる胆汁酸トランスポーター阻害薬グーフィス®，便秘型の過敏性腸症候群に適応のあったリンゼス®が慢性便秘症の適応を取得し，便軟化作用を持つ透析患者に適した下剤の選択肢が増えました．

これらの3種の新しい下剤の作用機序はすべて異なりますが，

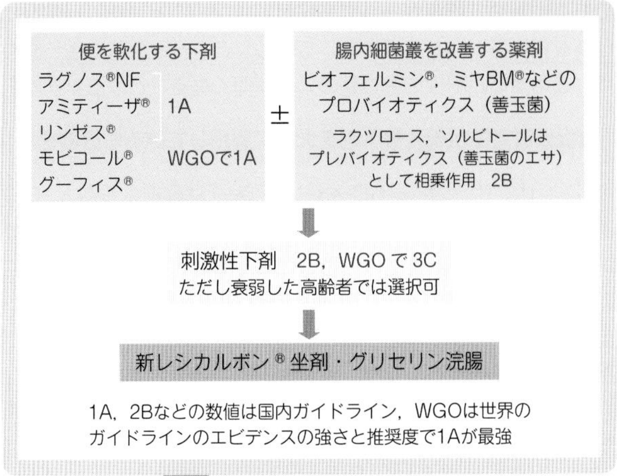

便を軟化する下剤
ラグノス®NF
アミティーザ® 1A
リンゼス®
モビコール® WGOで1A
グーフィス®

$\pm$

腸内細菌叢を改善する薬剤
ビオフェルミン®，ミヤBM®などの
プロバイオティクス（善玉菌）

ラクツロース，ソルビトールは
プレバイオティクス（善玉菌のエサ）
として相乗作用　2B

刺激性下剤　2B，WGO で 3C
ただし衰弱した高齢者では選択可

新レシカルボン®坐剤・グリセリン浣腸

1A，2Bなどの数値は国内ガイドライン，WGOは世界の
ガイドラインのエビデンスの強さと推奨度で1Aが最強

図4 透析患者への下剤の選択順序

透析患者の慢性便秘に対して便を軟らかくし，腸の運動を緩徐に改善することにより，若年透析患者から高齢透析患者まで幅広く長期使用が可能になりました．透析患者で起こりやすいカリメート®やレナジェル®，フォスブロック®などによる薬剤性便秘に対して，水分含有量の低下による硬結便の形成を抑えることも可能になるかもしれません．「慢性便秘症診療ガイドライン2017」[4]ではアミティーザ®，リンゼス®は１Aと高く評価されています（グーフィス®は新薬なので評価されていません）．透析患者の薬剤性便秘に対してはこれらの便軟化剤を第１選択薬として用い，腸内細菌叢を改善する薬剤の併用が推奨され，これらの下剤が無効な場合に週に１～３回程度刺激性下剤を投与，どうしても効かない場合には新レシカルボン®坐剤やグリセリン浣腸を用いるようにします（**図4**）．

● **刺激性下剤**

腸を刺激して蠕動力を促す刺激性下剤は高齢者，虚弱者に適しています．また高齢者，虚弱者では腹筋も弱くなりいきむことが

できないため，便意があっても排泄できないことがあり，浣腸や坐薬を用いることもあります．しかし，これらは慣れを生じやすく，連用すると耐性を生じ薬の効果が弱くなることがあります．

透析患者だけが刺激性下剤を大量に服用しているのはなぜ？

「プルゼニド®10錠＋アローゼン®2.0gを就寝前に投与」．このような大量処方を透析患者でときどき見かけますが，一般外来ではこのような処方はまずみられません．では，なぜ，このように刺激性下剤では慣れを生じて量を増やさないと効かない「耐性」を生じるのでしょうか？　通常の排便は下行結腸～S状結腸～直腸までの便を排泄しますが，刺激性下剤は結腸全体を刺激するため，盲腸から直腸までの便を全部排泄します．すると，大腸の再充満時間が延長して，翌日の排便はなくなります．それを薬の効き目が弱いと感じて，さらに量を増やしてしまうと，けいれん・腹痛を伴う下痢便になりますが，結腸内に何も残っていないので再び便秘となります．この繰り返しにより結腸が刺激に慣れてしまい，耐性を生じます．

透析患者は透析中に便意を催すことを嫌うため，透析日のみに刺激性下剤を大量服用する人が多いようですが，透析後は低カリウム血症気味になっています．カリウムは腸管の収縮に必要なミネラルですので，透析日の刺激性下剤の服用は効きにくく，たとえ効いたとしても，下痢をすると低カリウム血症によりさらに便秘を助長する悪循環になります（**図5**）．そのため，本来は刺激性下剤は週に1〜3回頓服で用いるものであり，「慢性便秘症診療ガイドライン2017」[4]でも2Bと低く，国際的なWGOガイドライン[5]では3Cとさらに低く評価されています．

●その他

糖尿病患者で多い便秘・下痢を繰り返す過敏性腸症候群には，消化管内でゲル化して適度な水分を含んだ便にするポリマーのポリカルボフィル（ポリフル®，コロネル®）が用いられることがあります．ポリカルボフィルは下痢にも便秘にも効果がありま

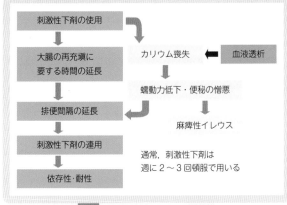

図5 刺激性下剤連用による耐性機構

す．乳酸菌などの整腸薬とその餌になるサプリメントの食物繊維や，オリゴ糖を含む食品の組み合わせも便秘改善作用とともに乱れた透析患者の細菌叢を正常化する作用が期待できます．

● **乳酸菌などの整腸薬とサプリメント**

整腸薬にはビオフェルミン®，ラックビー®，ビオスミン®，ビオラクチス®，ミヤBM®，ビオスリー®，抗菌薬と併用時には抗菌薬耐性の整腸薬のエンテロノン®R，ビオフェルミン®R，レベニン®などが用いられます．

ビフィズス菌などの整腸薬は乳酸，酢酸，酪酸などの短鎖脂肪酸を産生しますが，これが結腸粘膜を緩やかに刺激します．透析患者では経口抗菌薬の不適切な使用や食物繊維不足のため，腸内細菌叢が乱れており，さまざまな弊害をもたらすため，健康維持のためにもおすすめです．整腸薬は空腹時にのむと胃酸によって死滅するため，食後に服用する必要があります．また，抗菌薬に耐性を有するエンテロノン®R，ビオフェルミン®R，レベニン®は抗菌薬と併用するときに用いられますが，キノロン系抗菌薬により死滅するといわれています．唯一，ミヤBM®は芽胞をつく

る菌であり，どんな抗菌薬によっても，あるいは胃酸でも死なないため，絶食時にも服用できる整腸薬です．

┃引用・参考文献┃

1) 西原舞ほか. 透析患者の便秘症についての実態調査. 日本透析医学会雑誌, 37 (10), 2004, 1887-92.

2) 日本透析医学会. 図説 わが国の慢性透析療法の現況（2016年12月31日現在）. 日本透析医学会雑誌, 51 (1), 2018, 1-51.

3) Sakaguchi, Y. et al. Effects of Magnesium on the Phosphate Toxicity in Chronic Kidney Disease : Time for Intervention Studies. Nutrients. 9 (2), 2017, 112.

4) 日本消化器病学会関連研究会 慢性便秘の診断・治療研究会編. 慢性便秘症診療ガイドライン2017. 東京, 南江堂, 2017, 112p.

5) Lindberg, G. et al. World Gastroenterology Organisation global guideline : Constipation--a global perspective. J. Clin. Gastroenterol. 45 (6), 2011, 483-7.

モビコール®

- ●**一般名**…マクロゴール4000・塩化ナトリウム・炭酸水素ナトリウム・塩化カリウム配合
- ●**分類**…浸透圧下剤
- ●**剤形**…内用剤
- ●**消失経路**…腸液において，蛋白質分解酵素により，活性代謝物である脱チロシン体に代謝され，さらに小ペプチドや天然型アミノ酸に代謝される
- ●**透析性**…ほとんど吸収されないため該当しない
- ●**用法・用量**…1包あたり60mLの水で溶かして経口投与する．初回1日1回2包．以降，適宜増減し1日1〜3回．最大1日6包，最大1回4包．増量は1日おきとし，2日間連続で増量しない
- ●**主な副作用**…下痢，腹痛，腹部膨満，悪心，腹部不快感，下腹部痛，裂肛，胃腸音異常など
- ●**重大な副作用**…ショック，アナフィラキシー

観察＆服薬指導のポイント

▶大腸内視鏡検査などの前投薬でお腹を空っぽにするために服用するニフレック®配合内用剤と成分は同じで，粉を水に溶かしてのむくすり．浸透圧作用によって水分を保持したポリエチレングリコール（マクロゴール4000）が大腸に水を運び，便を軟らかくする作用がある

▶溶かした後すぐに服用できない場合は，ラップなどでフタをして，冷蔵庫で保管する

▶水に溶解して服用するため，適切な硬さの便がみられるまで適宜増減が可能

アミティーザ®

- **一般名**…ルビプロストン
- **分類**…クロライドチャネルアクチベーター
- **剤形**…カプセル
- **消失経路**…肝代謝により消失
- **透析性**…不明
- **用法・用量**…1回24μgを1日2回，朝夕食後
- **主な副作用**…下痢，悪心，腹痛，腹部不快感など

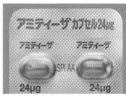

観察＆服薬指導のポイント
▶小腸のClC-2クロライドチャネルを活性化して腸内への水分の分泌を増やし便を軟らかくする
▶嘔気を防ぐために食後にのむ．妊娠女性には使えない

アローゼン®/ヨーデル®S

- ●**一般名**…アローゼン®：センナ・センナ実，ヨーデル®S：センナエキス
- ●**分類**…刺激性下剤
- ●**剤形**…アローゼン®：顆粒，ヨーデル®S：糖衣錠
- ●**消失経路**…ほとんどが糞便中に排泄される
- ●**透析性**…不明
- ●**用法・用量**…アローゼン®：1回0.5～1.0gを1日1～2回，ヨーデル®S：1回1錠を就寝前に（高度の便秘には1回2～3錠まで）．連用する場合は1回1/2～1錠を毎食後

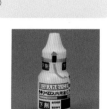

ラキソベロン®

- ●**一般名**…ピコスルファートナトリウム水和物
- ●**分類**…刺激性下剤
- ●**剤形**…内用液・錠
- ●**消失経路**…ほとんどが糞便中に排泄される
- ●**透析性**…一部吸収されるが不明
- ●**用法・用量**…[内用液] 1日1回10～15滴，[錠] 1日1回2～3錠

プルゼニド®

- **一般名**…センノシド
- **分類**…刺激性下剤
- **剤形**…錠
- **消失経路**…ほとんどが糞便中に
  排泄される
- **透析性**…不明

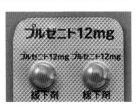

- **用法・用量**…1日1回1～2錠（高度の便秘には1回4錠まで）

観察＆服薬指導のポイント

▶ 刺激性下剤のおもな副作用は下痢，腹痛，虚血性腸炎，腸菅穿孔，低カリウム血症，低ナトリウム血症など

▶ 大腸全体の粘膜を刺激し，蠕動力を増すことによって排便を促す．腹筋が弱り，いきむことができない高齢者や虚弱者，長期臥床の患者，麻薬・抗コリン薬服用者などで，蠕動力が低下した弛緩性便秘に適しているが，1度にたくさんのみ過ぎると腹痛が起こり，毎日のみ続けると「耐性」を生じることがある．そのため，基本的には浸透圧下剤をベースにして，それでも効果がないときにだけ刺激性下剤を週に1～3回頓用するのがよい

▶ 漢方薬の大黄甘草湯などに含まれる大黄も刺激性下剤に分類される

▶ 排便状態の確認は必須

▶ 効果発現時間は約8時間なので1日1回，寝る前に投与すると，翌朝の排便をうながす

▶ 体力のある若年者には刺激性下剤の連用は勧められない

グーフィス®

- ●**一般名**…エロビキシバット水和物
- ●**分類**…胆汁酸トランスポーター
  阻害薬
- ●**剤形**…錠
- ●**消失経路**…吸収はわずかで，尿
  中への排泄はほとんど認められ
  ず，おもに糞便中に排泄される

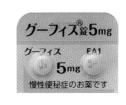

- ●**透析性**…蛋白結合率が99%と高いため除去されない
- ●**用法・用量**… 1 日 1 回10mg，食前に投与（最大 1 日 1 回
  15mg）．腹痛や下痢が現れるおそれがあるので，症状に応じ
  て減量，休薬または中止を考慮し，本剤を漫然と継続投与しな
  いよう，定期的に本剤の投与継続の必要性を検討する
- ●**主な副作用**…下痢，腹痛，AST，ALTの上昇など

観察&服薬指導のポイント

▶胆汁酸の再吸収にかかわるトランスポーターを阻害することで，
大腸に流入する胆汁酸の量を増加させ，水分分泌と大腸運動促進
の 2 つの作用で自然な排便を促す

▶食事の刺激によって胆汁酸が放出されるすぐ前，すなわち食前に
服用するとよく効くので，食前に服用するが，のみ忘れたら次の
食前に服用してもらう． 2 回分を一度に服用してはいけない

リンゼス®

- **一般名**…リナクロチド
- **分類**…グアニル酸シクラーゼC
  受容体作動薬
- **剤形**…錠
- **消失経路**…腸で活性化され，ほ
  とんどが糞便中に排泄される

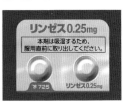

- **透析性**…ほとんど吸収されないため該当しない
- **用法・用量**…1日1回0.5mg，食前に投与．1日1回0.25mg
  に減量可
- **主な副作用**…下痢，腹痛，腹部不快感，腹部膨満，口渇など

観察＆服薬指導のポイント

▶腸にあるグアニル酸シクラーゼC受容体を刺激して腸管分泌およ
び腸管輸送能を促進し，便秘だけでなく腹痛，腹部不快感，腹部
膨満感を改善する

▶効きすぎを防ぐため食前に服用．腹痛や過敏な神経も抑えるの
で，糖尿病患者で多い便秘型過敏性腸症候群にも適応がある

循環器科でよく使われる薬

抗血栓薬

降圧薬

第1章（p.61）参照.

利尿薬

　以前は総じて尿量を増やす薬でしたが，近年では降圧，臓器保護，心不全，肝不全，多発性嚢胞腎など，幅広い疾患で用いられています.

心不全治療薬

慢性心不全治療は，ACE阻害薬やβブロッカー，抗アルドステロン薬の使用が基本ですが，近年HCNチャネル遮断薬の上乗せ効果が期待されています．

狭心症治療薬

血管を広げる薬です．使用していても胸痛や胸部違和感が続く場合，早めの処置が必要です．

抗不整脈薬

不整脈を改善する場合と，かえって悪化させる場合があります．定期的な自覚症状の確認や心電図検査を行いましょう．

抗血栓薬

血管を詰まりにくくする薬です．一方，出血のリスクは高くなるため，日常生活では外傷などに注意し，胃潰瘍など体内の出血にも気をつけましょう．

禁 （無尿の場合）　アルダクトン®A

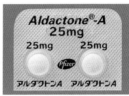

- ●**一般名**…スピロノラクトン
- ●**分類**…カリウム保持性利尿薬
- ●**剤形**…錠・細粒
- ●**消失経路**…肝
- ●**透析性**…不明
- ●**用法・用量**…1日50〜100mgを
  分割投与 [透析患者] 投与可能だが無尿の場合禁忌
- ●**主な副作用**…女性型乳房，乳房腫脹，性欲減退など
- ●**重大な副作用**…高カリウム血症，低ナトリウム血症，代謝性ア
  シドーシス，急性腎不全，中毒性表皮壊死融解症など

禁 （無尿の場合）　ラシックス®

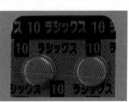

- ●**一般名**…フロセミド
- ●**分類**…ループ利尿薬
- ●**剤形**…錠・細粒・注
- ●**消失経路**…腎
- ●**透析性**…除去されない
- ●**用法・用量**…1回40〜80mg
  を1日1回．腎不全の場合には大量に使用することがある
  [透析患者] 投与可能だが無尿の場合禁忌
- ●**主な副作用**…低ナトリウム血症，低カリウム血症，代謝性アル
  カローシス，高尿酸血症，高血糖症，脂質異常症など
- ●**重大な副作用**…ショック，再生不良性貧血，汎血球減少症，赤
  芽球癆，水疱性類天疱瘡，難聴，間質性腎炎など

禁 (無尿の場合) ダイアート®

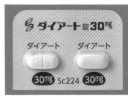

- ●一般名…アゾセミド
- ●分類…ループ利尿薬
- ●剤形…錠
- ●消失経路…肝
- ●透析性…除去されない
- ●用法・用量…1回60mgを1日1回. 年齢・症状により適宜増減 [透析患者] 投与可能だが無尿の場合禁忌
- ●主な副作用…高尿酸血症, 高血糖症, 脂質異常症など
- ●重大な副作用…低ナトリウム血症, 低カリウム血症, 代謝性アルカローシス, 無顆粒球症, 白血球減少

禁 (無尿の場合) ヒドロクロロチアジド

- ●一般名…ヒドロクロロチアジド
- ●分類…サイアザイド利尿薬
- ●剤形…錠・OD錠
- ●消失経路…腎
- ●透析性…不明
- ●用法・用量…1回25〜100mgを1日1〜2回. 最大1日150mg [透析患者] 投与可能だが無尿の場合禁忌
- ●主な副作用…黄疸, 低マグネシウム血症, 低クロール性アルカローシス, 高カルシウム血症, 高尿酸血症, 高血糖など
- ●重大な副作用…低ナトリウム血症, 低カリウム血症, 再生不良性貧血, 溶血性貧血, 壊死性血管炎, 間質性肺炎, 肺水腫, アナフィラキシー様反応など

禁 （無尿の場合）　フルイトラン®

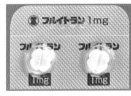

- ●**一般名**…トリクロルメチアジド
- ●**分類**…サイアザイド利尿薬
- ●**剤形**…錠
- ●**消失経路**…腎
- ●**透析性**…不明
- ●**用法・用量**…1日2〜8mgを
  1〜2回に分割投与．年齢・症状により適宜増減 [透析患者] 投与可能だが無尿の場合禁忌
- ●**主な副作用**…低クロール性アルカローシス，高カルシウム血症，脂質異常症，高尿酸血症，過敏症など
- ●**重大な副作用**…低ナトリウム血症，低カリウム血症，再生不良性貧血，間質性肺炎

禁 （無尿の場合）　サムスカ®

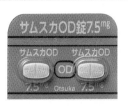

- ●**一般名**…トルバプタン
- ●**分類**…V₂受容体拮抗薬
- ●**剤形**…OD錠・顆粒
- ●**消失経路**…肝
- ●**透析性**…除去されない
- ●**用法・用量**…[心不全] 15mgを
  1日1回 [肝硬変] 7.5mgを1日1回 [多発性嚢胞腎] 60〜
  120mgを1日2回に分けて投与．最大120mg [透析患者] 投与可能だが無尿の場合禁忌
- ●**重大な副作用**…腎不全，血栓塞栓症，高ナトリウム血症，肝機能障害，過度の血圧低下，肝性脳症，汎血球減少など

禁 ミネブロ®

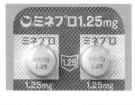

- ●**一般名**…エサキセレノン
- ●**分類**…選択的ミネラルコルチコイド受容体ブロッカー
- ●**剤形**…錠
- ●**消失経路**…肝
- ●**透析性**…除去されない
- ●**用法・用量**…2.5mgを1日1回．最大1回5mg〔透析患者〕高カリウム血症を誘発するおそれがあるため禁忌
- ●**主な副作用**…頭痛，めまい，貧血，血小板数減少，白血球数減少，高尿酸血症，低血圧など
- ●**重大な副作用**…高カリウム血症

慎 ジゴシン®

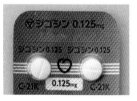

- ●**一般名**…ジゴキシン
- ●**分類**…強心薬
- ●**剤形**…錠・散・エリキシル・注
- ●**消失経路**…腎
- ●**透析性**…除去されない
- ●**用法・用量**…初回0.5～1.0mg，以後0.5mgを6～8時間ごとに経口投与．十分効果のあらわれるまで続け，1日0.25～0.5mgで維持する〔透析患者〕0.125mgを週3～4回投与．ジギタリス中毒を誘発するおそれがあるため慎重に投与
- ●**主な副作用**…肝機能障害，血小板数減少，発疹など
- ●**重大な副作用**…ジギタリス中毒，非閉塞性腸間膜虚血

通 コララン®

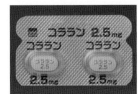

- ●**一般名**…イバブラジン塩酸塩
- ●**分類**…HCNチャネル遮断薬
- ●**剤形**…錠
- ●**消失経路**…肝
- ●**透析性**…除去される
- ●**用法・用量**…1回2.5mgを1日2回食後に投与. 最大15mg
- ●**主な副作用**…心不全, 高血圧, 低血圧, 羞明, 視力障害, 複視, 便秘, 悪心, 下痢, 腹痛, 胃炎, 倦怠感, 糖尿病, 高尿酸血症, 浮動性めまい, 頭痛, 失神など
- ●**重大な副作用**…徐脈, 光視症, 霧視, 房室ブロック, 心房細動, 心電図QT延長

禁 セララ®

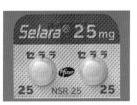

- ●**一般名**…エプレレノン
- ●**分類**…選択的アルドステロンブロッカー
- ●**剤形**…錠
- ●**消失経路**…肝
- ●**透析性**…除去されない
- ●**用法・用量**…症状に応じて1回25〜100mgを1日1回
  透析患者 高カリウム血症を誘発するおそれがあるため禁忌
- ●**主な副作用**…頭痛, めまい, 筋けいれん, 悪心, 消化不良, 肝機能障害, 高尿酸血症, 心悸亢進など
- ●**重大な副作用**…高カリウム血症

通 ニトロール®R

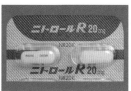

- **一般名**…硝酸イソソルビド徐放薬
- **分類**…硝酸薬
- **剤形**…カプセル
- **消失経路**…肝
- **透析性**…やや除去される
- **用法・用量**…1回20mgを1日
  2回．年齢・症状により適宜増減
- **主な副作用**…めまい・ふらつき，熱感，潮紅，動悸，浮腫，血圧低下，頭痛，耳鳴，脱力感，悪心・嘔吐，胃部不快感，食欲不振，肝機能障害，発疹など

通 シグマート®

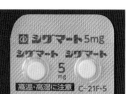

- **一般名**…ニコランジル
- **分類**…狭心症治療薬
- **剤形**…錠・注
- **消失経路**…肝
- **透析性**…除去される
- **用法・用量**…1日15mgを3
  回に分割投与．症状により適宜増減
- **主な副作用**…動悸，顔面紅潮，頭痛，めまい，発疹，口内炎，悪心，嘔吐，食欲不振など
- **重大な副作用**…肝機能障害，黄疸，血小板減少，口内潰瘍，舌潰瘍，肛門潰瘍，消化管潰瘍

通 アンカロン®

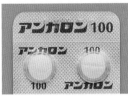

- ●**一般名**…アミオダロン塩酸塩
- ●**分類**…抗不整脈薬
- ●**剤形**…錠
- ●**消失経路**…肝
- ●**透析性**…除去されない
- ●**用法・用量**…導入期は1日400mgを1〜2回に分割投与（1〜2週間）．維持期は1日200mgを1〜2回に分割投与
- ●**重大な副作用**…間質性肺炎，肺線維症，肺胞炎，不整脈の重度の悪化，心不全，徐脈，心停止，完全房室ブロック，血圧低下，劇症肝炎，肝硬変，肝機能障害，甲状腺機能亢進症，甲状腺炎，甲状腺機能低下症，抗利尿ホルモン不適合分泌症候群，肺胞出血，急性呼吸窮迫症候群，無顆粒球症，白血球減少

禁 ソタコール®

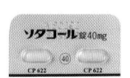

- ●**一般名**…ソタロール塩酸塩
- ●**分類**…抗不整脈薬
- ●**剤形**…錠
- ●**消失経路**…腎
- ●**透析性**…除去される
- ●**用法・用量**…1回40〜160mgを1日2回 透析患者 禁忌
- ●**主な副作用**…徐脈，心不全，頭痛など
- ●**重大な副作用**…心室細動，心室頻拍，Torsades de Pointes，洞停止，完全房室ブロック，心不全，心拡大

通 ベプリコール®

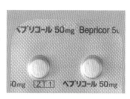

- ●一般名…ベプリジル塩酸塩水和物
- ●分類…抗不整脈薬
- ●剤形…錠
- ●消失経路…肝
- ●透析性…除去されない
- ●用法・用量…1回50〜100mgを
  1日2回
- ●主な副作用…失神発作，動悸，肝機能異常，白血球減少，頭痛，めまいなど
- ●重大な副作用…QT延長，心室頻拍（Torsades de Pointesを含む），心室細動，洞停止，房室ブロック，無顆粒球症，間質性肺炎

慎 サンリズム®

- ●一般名…ピルシカイニド塩酸塩水和物
- ●分類…抗不整脈薬
- ●剤形…カプセル
- ●消失経路…腎
- ●透析性…やや除去される
- ●用法・用量…1回50mgを1日3回．1日最大225mgまで
  透析患者 1回25〜50mgを48時間ごとに投与するが，血中濃度のモニタリングが望ましく必要に応じて他剤への変更を考慮する
- ●主な副作用…房室ブロック，胸部不快感，胃痛，口渇など
- ●重大な副作用…心室細動，心室頻拍（Torsades de Pointesを含む），洞停止，完全房室ブロック，失神，心不全，急性腎不全，肝機能障害など

禁 シベノール®

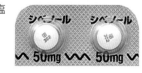

- ●**一般名**…シベンゾリンコハク酸塩
- ●**分類**…抗不整脈薬
- ●**剤形**…錠
- ●**消失経路**…腎
- ●**透析性**…除去されない
- ●**用法・用量**…1回100mgを1日3回．1日最大450mg．年齢・症状により適宜増減 透析患者 低血糖を起こすため禁忌
- ●**主な副作用**…口渇，低血糖，胃部不快感など
- ●**重大な副作用**…催不整脈作用，心不全，低血糖，肝機能障害，間質性肺炎，顆粒球減少，白血球減少，貧血，血小板減少など

通 プロノン®

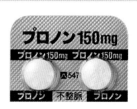

- ●**一般名**…プロパフェノン塩酸塩
- ●**分類**…抗不整脈薬
- ●**剤形**…錠
- ●**消失経路**…肝
- ●**透析性**…除去されない
- ●**用法・用量**…1回150mgを1日3回．年齢・症状により適宜増減
- ●**主な副作用**…めまい，ふらつき，動悸，脚ブロック，倦怠感など
- ●**重大な副作用**…心室頻拍（Torsades de Pointesを含む），心室細動，洞停止，洞房ブロック，房室ブロック，徐脈，失神，肝機能障害，黄疸

慎 リスモダン®

- **一般名**…ジソピラミド
- **分類**…抗不整脈薬
- **剤形**…カプセル
- **消失経路**…腎

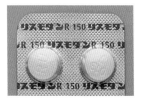

- **透析性**…PBR（蛋白結合率）によって変動する
- **用法・用量**… 1 回100mgを 1 日 3 回 〔透析患者〕100mgを 1 日 1 回．重篤な低血糖があらわれるおそれがあるため慎重に投与
- **主な副作用**…口渇，排尿障害，徐脈，頻脈など
- **重大な副作用**…心停止，心室細動，心室頻拍（Torsades de Pointesを含む），心室粗動，心房粗動，房室ブロック，洞停止，失神，心不全悪化，低血糖，無顆粒球症，肝機能障害，黄疸，麻痺性イレウス，緑内障悪化，けいれん

禁 リスモダン®R

- **一般名**…ジソピラミドリン酸塩
- **分類**…抗不整脈薬
- **剤形**…錠
- **消失経路**…腎
- **透析性**…PBR（蛋白結合率）によって変動する
- **用法・用量**… 1 回150mgを 1 日 2 回 〔透析患者〕徐放性製剤のため禁忌
- **主な副作用**…排尿障害，口渇，徐脈，頭痛など
- **重大な副作用**…心停止，心室細動，心室頻拍（Torsades de Pointesを含む），心室粗動，心房粗動，房室ブロック，洞停止，失神，心不全悪化，低血糖，無顆粒球症，肝機能障害など

減 メキシチール®

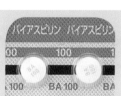

- ●一般名…メキシレチン塩酸塩
- ●分類…抗不整脈薬
- ●剤形…カプセル
- ●消失経路…肝/腎
- ●透析性…除去されない
- ●用法・用量… 1 回100mgを 1 日 3 回. 1 日最大450mg
  [透析患者] 半減期が延長し血中濃度が上昇するため2/3に減量
- ●主な副作用…嘔気, 腹痛, 食欲不振, 消化不良など
- ●重大な副作用…中毒性表皮壊死症, 房室ブロック, 皮膚粘膜眼症候群, 心室頻拍, 腎不全, 幻覚, 錯乱, 肝機能障害, 黄疸, 間質性肺炎, 好酸球性肺炎など

通 バイアスピリン®

- ●一般名…アスピリン
- ●分類…抗血小板薬
- ●剤形…腸溶錠（ジェネリック）
- ●消失経路…腎
- ●透析性…除去される
- ●用法・用量…[血栓・塞栓形成の抑制] 1 回100mgを 1 日 1 回（最大 1 回300mgまで増量可）
- ●重大な副作用…ショック, アナフィラキシー, 出血, 中毒性表皮壊死融解症, 皮膚粘膜眼症候群, 剥脱性皮膚炎, 再生不良性貧血, 血小板減少, 白血球減少, 喘息発作, 肝機能障害, 黄疸, 消化性潰瘍, 小腸・大腸潰瘍

通 プラビックス®

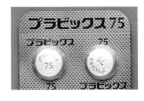

- ●**一般名**…クロピドグレル硫酸塩
- ●**分類**…抗血小板薬
- ●**剤形**…錠
- ●**消失経路**…肝
- ●**透析性**…除去されない
- ●**用法・用量**…［虚血性脳血管障害（心原性脳塞栓症を除く）後の再発抑制］1回75mgを1日1回，状態により50mgを1日1回［経皮的冠動脈形成術が適用される虚血性心疾患］投与開始日に1回300mgを1日1回，維持量として1回75mgを1日1回
- ●**重大な副作用**…出血，胃・十二指腸潰瘍，肝機能障害，黄疸，血栓性血小板減少性紫斑病，間質性肺炎，血小板減少，無顆粒球症，再生不良性貧血，汎血球減少症，皮膚粘膜眼症候群，横紋筋融解症など

通 コンプラビン®

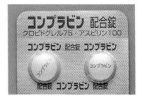

- ●**一般名**…クロピドグレル硫酸塩・アスピリン配合
- ●**分類**…抗血小板薬
- ●**剤形**…錠
- ※以下，バイアスピリン®とプラビックス®の項参照

通　エフィエント®

- ●**一般名**…プラスグレル塩酸塩
- ●**分類**…抗血小板薬
- ●**剤形**…錠・OD錠
- ●**消失経路**…肝
- ●**透析性**…除去されない

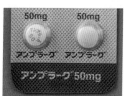

- ●**用法・用量**…初期量として1回20mgを1日1回経口投与. その後, 維持用量として1回3.75mgを1日1回
- ●**主な副作用**…貧血, 血小板数減少, 好酸球数増加, 白血球数減少, 肝機能障害など
- ●**重大な副作用**…出血, 血栓性血小板減少性紫斑病, 過敏症など

通　アンプラーグ®

- ●**一般名**…サルポグレラート塩酸塩
- ●**分類**…抗血小板薬
- ●**剤形**…錠・細粒
- ●**消失経路**…肝
- ●**透析性**…除去されない
- ●**用法・用量**… 1回100mgを1日3回食後. 年齢・症状により適宜増減
- ●**主な副作用**…嘔気, 胸やけ, 腹痛など
- ●**重大な副作用**…脳出血, 消化管出血, 血小板減少, 肝機能障害, 黄疸, 無顆粒球症

慎 プレタール®

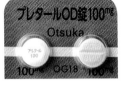

- ●**一般名**…シロスタゾール
- ●**分類**…抗血小板薬
- ●**剤形**…OD錠・散
- ●**消失経路**…肝
- ●**透析性**…除去されない
- ●**用法・用量**…1回100mgを1
  日2回. 年齢・症状により適宜増減 [透析患者] 減量の必要はな
  いが, うっ血性心不全に禁忌であるため慎重に投与する
- ●**主な副作用**…動悸, 頻脈など
- ●**重大な副作用**…うっ血性心不全, 心筋梗塞, 狭心症, 心室頻
  拍, 出血, 胃・十二指腸潰瘍, 汎血球減少, 無顆粒球症, 血小
  板減少, 間質性肺炎, 肝機能障害, 黄疸, 急性腎不全

通 オパルモン®

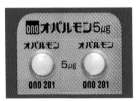

- ●**一般名**…リマプロストアルファ
  デクス
- ●**分類**…末梢循環障害改善薬
- ●**剤形**…錠
- ●**消失経路**…肝
- ●**透析性**…不明
- ●**用法・用量**…1回5または10μgを1日3回 [透析患者] おそら
  く減量の必要はないが, データ不足のため不明
- ●**主な副作用**…出血, 口内炎, 頭痛, めまい, 紅潮, ほてり, 下
  痢, 悪心・嘔吐など
- ●**重大な副作用**…肝機能障害, 黄疸

慎 ドルナー®

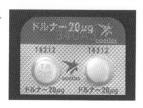

- ●一般名…ベラプロストナトリウム
- ●分類…抗血小板薬
- ●剤形…錠
- ●消失経路…肝
- ●透析性…除去されない
- ●用法・用量…1回20〜60µgを
  1日3回 [透析患者] 慎重投与
- ●主な副作用…貧血，頭痛，めまい，ふらつき，嘔気など
- ●重大な副作用…出血，ショック，失神，間質性肺炎，肝機能障害，狭心症，心筋梗塞

禁 ワーファリン

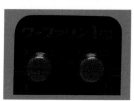

- ●一般名…ワルファリンカリウム
- ●分類…抗凝固薬
- ●剤形…錠・顆粒
- ●消失経路…肝
- ●透析性…除去されない
- ●用法・用量…PT-INRをみて用量調節を行う．1日1回 [透析患者] 原則禁忌だが，機械弁置換術後患者などに使用される場合がある
- ●主な副作用…発疹，瘙痒症，紅斑，蕁麻疹，皮膚炎，発熱，悪心・嘔吐，下痢など
- ●重大な副作用…出血，皮膚壊死，カルシフィラキシス，肝機能障害，黄疸

禁 エリキュース®

- **一般名**…アピキサバン
- **分類**…経口FXa阻害薬
- **剤形**…錠
- **消失経路**…肝・腎（全身クリアランスの27%）

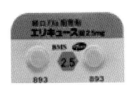

- **透析性**…除去されない
- **用法・用量**…[非弁膜症性心房細動] 1回5mgを1日2回経口投与. 年齢, 体重, 腎機能に応じて, 1回2.5mgを1日2回投与へ減量 [静脈血栓塞栓症] 1回10mgを1日2回, 7日間経口投与した後, 1回5mgを1日2回経口投与 透析患者 使用経験がないため禁忌
- **主な副作用**…味覚異常, 前立腺炎, 初期不眠症, 疲労, 血小板減少症, 血中ブドウ糖変動, 高尿酸血症, 血中CK増加, 末梢性浮腫など
- **重大な副作用**…出血, 間質性肺疾患, 肝機能障害

禁 リクシアナ®

- ●**一般名**…エドキサバントシル酸塩水和物
- ●**分類**…経口FXa阻害薬
- ●**剤形**…錠・OD錠
- ●**消失経路**…肝・腎（全身クリアランスの50%）

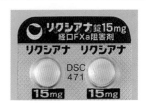

- ●**透析性**…除去されない
- ●**用法・用量**…[非弁膜症性心房細動・静脈血栓塞栓症の治療及び再発抑制] 次の用量を1日1回経口投与【体重60kg以下】30mg【体重60kg超】60mg（腎機能，併用薬に応じて1日1回30mgに減量）[下肢整形外科手術施行患者における静脈血栓塞栓症の発症抑制] 30mgを1日1回（腎機能に応じて15mgへ減量）(透析患者) 臨床試験で除外されているため禁忌
- ●**主な副作用**…浮動性めまい，悪心，血小板数増加，好酸球増多，血小板減少症，尿酸上昇，浮腫など
- ●**重大な副作用**…出血，間質性肺疾患，肝機能障害，黄疸

禁 イグザレルト®

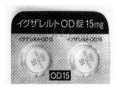

- **一般名**…リバーロキサバン
- **分類**…選択的直接作用型第Xa因子阻害薬
- **剤形**…錠・OD錠・細粒
- **消失経路**…肝・腎
- **透析性**…除去されない
- **用法・用量**…[非弁膜症性心房細動] 15mgを1日1回食後に投与．なお，腎機能に応じて10mg1日1回に減量 [深部静脈血栓症及び肺血栓塞栓症の治療及び再発抑制] 初期3週間は15mgを1日2回食後，その後は15mgを1日1回食後に投与 透析患者 臨床試験で除外されているため禁忌
- **主な副作用**…頭痛，浮動性めまい，不眠，下痢，悪心・嘔吐など
- **重大な副作用**…出血，間質性肺疾患，肝機能障害，血小板減少

禁 プラザキサ®

- **一般名**…ダビガトランエテキシラートメタンスルホン酸塩
- **分類**…直接トロンビン阻害薬
- **剤形**…カプセル
- **消失経路**…肝・腎
- **透析性**…除去される
- **用法・用量**…1回150mgを1日2回．腎機能に応じて1回110mgを1日2回投与へ減量 透析患者 出血リスクが増大するため禁忌
- **主な副作用**…消化不良，胃食道炎，悪心・嘔吐，腹部不快感，上腹部痛，心窩部不快感，消化管潰瘍など
- **重大な副作用**…出血，間質性肺炎，肝機能障害，アナフィラキシーなど

エパデール

- ●**一般名**…イコサペント酸エチル
- ●**分類**…EPA製剤
- ●**剤形**…軟カプセル

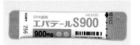

- ●**消失経路**…肝
- ●**透析性**…除去されない
- ●**用法・用量**…1回600mgを1日3回，食直後に投与
- ●**主な副作用**…発疹，瘙痒感，貧血，悪心・嘔吐など
- ●**重大な副作用**…肝機能障害，黄疸

 ロトリガ®

- ●**一般名**…オメガ-3脂肪酸エチル
- ●**分類**…EPA・DHA製剤
- ●**剤形**…粒状カプセル

- ●**消失経路**…肝
- ●**透析性**…除去されない
- ●**用法・用量**…1回2gを1日1回，食直後に経口投与
- ●**主な副作用**…発疹，薬疹，瘙痒，下痢など
- ●**重大な副作用**…肝機能障害，黄疸

2
消化器科

消化器科でよく使われる薬

消化性潰瘍治療薬

消化性潰瘍の症状には，胸やけ，腹部痛，吐血，下血などがあります．原因は，攻撃因子（胃液により胃粘膜が攻撃される）と防御因子（胃粘液が胃液からの攻撃を防ぐ）のバランスが崩れることによります（**図1**）．バランスを崩す因子としてはストレスや薬剤，ヘリコバクター・ピロリ感染などがあります．したがって，消化性潰瘍の治療薬としては，攻撃因子を抑制するものと防御因子を強化するものがあります（**表**）．また，ヘリコバクター・ピロリの除菌も重要な治療の一環となっています．

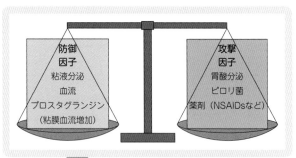

図1 胃粘膜防御因子と攻撃因子のバランス

表 消化性潰瘍治療薬

攻撃因子抑制薬 （図2）	H₂受容体拮抗薬，プロトンポンプ阻害薬，選択的ムスカリン受容体拮抗薬（抗コリン薬），抗ガストリン薬，制酸薬，カリウムイオン競合型アシッドブロッカー
防御因子強化薬	プロスタグランジン製剤，胃粘膜微小循環改善薬，組織修復促進薬，潰瘍病巣保護薬，粘液産生・分泌促進薬
ヘリコバクター・ピロリ除菌薬	プロトンポンプ阻害薬またはカリウムイオン競合型アシッドブロッカー・クラリスロマイシン・アモキシシリン水和物の3剤併用を7日間行う．除菌不成功の場合はクラリスロマイシンをメトロニダゾールに変更し，プロトンポンプ阻害薬・メトロニダゾール・アモキシシリン水和物の3剤併用を7日間行う

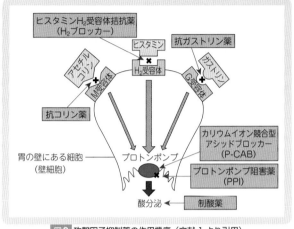

図2 攻撃因子抑制薬の作用機序（文献 1 より引用）

●H₂受容体拮抗薬

胃粘膜壁細胞のH₂受容体においてヒスタミンと競合的に拮抗し、ヒスタミンによる胃酸分泌を抑制します。腎障害患者では血中濃度が持続するため、投与量を減量するか、投与間隔をあける必要があります。

●プロトンポンプ阻害薬（PPI）

プロトンポンプを特異的に阻害し、強力な酸分泌抑制作用を有しています。経口薬は1日1回服用であり、服薬コンプライアンスが得られやすいという利点があります。

●カリウムイオン競合型アシッドブロッカー（P-CAB）

タケキャブ®（ボノプラザンフマル酸塩）は従来のPPIに比べ、①効果発現が早い、②酸分泌抑制作用が強い、③作用時間が長い、④代謝による個人差が少ないという特徴を有しています。また、ヘリコバクター・ピロリ菌の除菌率はPPIよりもすぐれています。

● 選択的ムスカリン受容体拮抗薬

抗ムスカリン作用による胃酸分泌抑制作用と粘膜防御増強作用を有しています．ピレンゼピン塩酸塩水和物はM1受容体に特異的に作用するため，心臓・血管平滑筋・唾液腺への副作用は少なくなります．

● 抗ガストリン薬

ガストリンの遊離を抑制し，胃酸分泌を抑制する作用を有しています．また，胃粘膜を麻痺させ，潰瘍の疼痛を予防します．

● 制酸薬

胃酸を中和して攻撃因子を抑え胃壁を保護します．胃内のpHを上昇させて胃排泄速度を上げるため，制酸効果の持続時間は短くなります．

● プロスタグランジン製剤

胃粘膜防御作用，胃酸分泌抑制作用を併せ持ちます．非ステロイド性抗炎症薬（NSAIDs）による胃粘膜障害に有効です．

| 引用・参考文献 |

1）胃潰瘍ガイドラインの適用と評価に関する研究班編．EBMに基づく胃潰瘍診療ガイドライン．第2版．東京，じほう，2007，35.

ガスター®

●**一般名**…ファモチジン

●**分類**…ヒスタミンH₂受容体拮抗薬

●**剤形**…錠・散・D錠・注

●**消失経路**…腎

●**透析性**…除去される

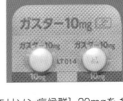

●**用法・用量**…【内服】〔潰瘍，消化管出血，食道炎，ゾリンジャー-エリソン症候群〕20mgを1日2回または40mgを1日1回〔胃炎〕10mgを1日2回または20mgを1日1回 〔透析患者〕1回20mg1日2回投与を基準とした場合，1回10mgを1日1回または1回20mgを透析後に1回経口投与【注射】〔消化管出血，ゾリンジャー-エリソン症候群，侵襲ストレス〕20mgを1日2回静注または点滴静注，あるいは筋注〔麻酔前〕導入1時間前20mg筋注または静注 〔透析患者〕1回10mgを1日1回．1回20mgを透析後1回

●**主な副作用**…白血球減少，便秘，肝障害，過敏症，下痢，腹部膨満，徐脈，全身倦怠感，可逆性の錯乱状態，意識障害，頭痛，女性化乳房，顔面浮腫など

●**重大な副作用**…ショック，アナフィラキシー，再生不良性貧血など

- **一般名**…シメチジン
- **分類**…ヒスタミンH₂受容体拮抗薬
- **剤形**…錠・細粒・注
- **消失経路**…腎
- **透析性**…除去される

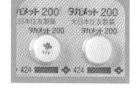

- **用法・用量**…【内服】［潰瘍, ゾリンジャー–エリソン症候群, 消化管出血, 食道炎］200mgを1日4回または400mgを1日2回, 胃・十二指腸潰瘍は800mgを1日1回も可［胃炎］200mgを1日2回または400mgを1日1回

  【注射】［出血・出血抑制］200mgを1日4回6時間ごと静注または点滴静注［麻酔前］200mgを導入1時間前筋注

  透析患者【内服・注射】200mgを1日1回, 透析日は透析後に投与

- **主な副作用**…腎障害, 発疹, 女性化乳房, 乳汁分泌, 可逆性の錯乱状態, 頭痛, 徐脈, 頻脈, 便秘, 腹部膨満, 下痢, 発熱など

- **重大な副作用**…ショック, アナフィラキシー, 再生不良性貧血など

減 アルタット®

- ●**一般名**…ロキサチジン酢酸エステル塩酸塩

- ●**分類**…ヒスタミンH$_2$受容体拮抗薬
- ●**剤形**…カプセル・注・細粒
- ●**消失経路**…腎
- ●**透析性**…除去されない
- ●**用法・用量**…【内服】［潰瘍，食道炎］75mgを１日２回または150mgを１日１回［ゾリンジャー–エリソン症候群］75mgを１日２回［麻酔前］75mgを１日２回（術前日就寝前・当日導入２時間前）または150mgを１日１回（術前日就寝前）［胃炎］75mgを１日１回 透析患者 37.5mgを１日１回または75mgを透析後に週３回
  【注射】［出血］75mgを１日２回緩徐に静注または点滴静注［麻酔前］75mgを導入１時間前に緩徐に静注 透析患者 25mgを１日１回または75mgを週３回透析後
- ●**主な副作用**…過敏症，好酸球増多，便秘，下痢，肝機能異常，眠気，倦怠感など
- ●**重大な副作用**…ショック，再生不良性貧血など

減 アシノン®

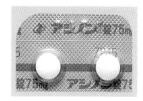

- ●**一般名**…ニザチジン
- ●**分類**…ヒスタミンH₂受容体拮抗薬
- ●**剤形**…錠
- ●**消失経路**…腎
- ●**透析性**…除去される
- ●**用法・用量**…[潰瘍] 150mgを1日2回または300mgを1日1回 [食道炎] 150mgを1日2回 [胃炎（75mgのみ）] 75mgを1日2回 透析患者 75mgを1日1回または150mgを透析後に週3回
- ●**主な副作用**…発疹，白血球減少，顆粒球減少，好酸球増多，便秘，下痢，口渇，肝機能異常など
- ●**重大な副作用**…ショック，アナフィラキシー，再生不良性貧血など

慎 プロテカジン®

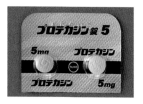

- ●**一般名**…ラフチジン
- ●**分類**…ヒスタミンH₂受容体拮抗薬
- ●**剤形**…錠・OD錠
- ●**消失経路**…腎
- ●**透析性**…除去される
- ●**用法・用量**…[潰瘍，食道炎] 10mgを1日2回 [胃炎] 10mgを1日1回 [麻酔前] 10mgを術前日就寝前，当日導入2時間前 透析患者 5mgを1日1～2回
- ●**主な副作用**…白血球増加，赤血球減少，好酸球上昇，AST・ALT上昇，尿蛋白異常，BUN上昇，頭痛，不眠，眠気，動悸など
- ●**重大な副作用**…ショック，アナフィラキシー，肝機能障害など

通 **オメプラール®**

- **●一般名**…オメプラゾール
- **●分類**…プロトンポンプ阻害薬
- **●剤形**…錠・注
- **●消失経路**…肝
- **●透析性**…除去されない

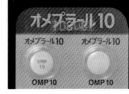

- **●用法・用量**…【内服】［出血を伴う潰瘍，食道炎，ゾリンジャー–エリソン症候群］20mgを1日1回［食道炎の維持療法］10〜20mgを1日1回［非びらん性胃食道逆流症］10mgを1日1回
  【注射】［潰瘍，ゾリンジャー–エリソン症候群］20mgを1日2回緩徐に静注または点滴静注
- **●主な副作用**…発疹，じんましん，光線過敏症，下痢，軟便，便秘，悪心，鼓腸放屁，腹痛，口内炎，AST・ALT・Al-P・γ-GTP上昇，白血球減少，かすみ目，頭痛，味覚障害，発熱，BUN・Cr上昇，低Mg血症など
- **●重大な副作用**…ショック，アナフィラキシー，汎血球減少症など

通 タケプロン®

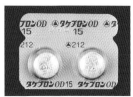

- ●**一般名**…ランソプラゾール
- ●**分類**…プロトンポンプ阻害薬
- ●**剤形**…OD錠・カプセル・注
- ●**消失経路**…肝
- ●**透析性**…除去されない
- ●**用法・用量**…【内服】［潰瘍，食道炎，ゾリンジャー−エリソン症候群］30mgを1日1回［食道炎の維持療法］15～30mgを1日1回［非びらん性胃食道逆流症，低用量アスピリン・NSAIDs投与時］15mgを1日1回［ヘリコバクター・ピロリ除菌］（他剤との併用において）30mgを1日2回，7日間【注射】［潰瘍］30mgを1日2回緩徐に静注または点滴静注
- ●**主な副作用**…発疹，瘙痒，便秘，下痢，口渇，頭痛，眠気，不眠，女性化乳房，発熱，TC・尿酸の上昇など
- ●**重大な副作用**…アナフィラキシー，汎血球減少，無顆粒球症など

通　パリエット®

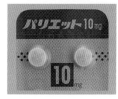

- **一般名**…ラベプラゾールナトリウム
- **分類**…プロトンポンプ阻害薬
- **剤形**…錠
- **消失経路**…肝
- **透析性**…除去されない
- **用法・用量**…[潰瘍，ゾリンジャー－エリソン症候群，食道炎] 10〜20mgを1日1回 [PPI抵抗性の食道炎] 10〜20mgを1日2回 [食道炎の維持療法] 10mgを1日1回 [PPI抵抗性の食道炎の維持療法] 10mgを1日2回 [非びらん性胃食道逆流症] 10mgを1日1回 [低用量アスピリン投与時] 5〜10mgを1日1回
- **主な副作用**…発疹，瘙痒感，じんましん，赤血球減少，白血球減少・増加，好酸球増多，貧血，AST・ALT・Al-P・γ-GTP上昇，LDH上昇，動悸，便秘，下痢，腹部膨満，口渇，頭痛，眠気，浮腫，CK上昇など
- **重大な副作用**…ショック，アナフィラキシー，汎血球減少症など

通 ネキシウム®

- **一般名**…エソメプラゾールマグネシウム水和物
- **分類**…プロトンポンプ阻害薬
- **剤形**…カプセル・懸濁用顆粒分包
- **消失経路**…肝
- **透析性**…除去されない
- **用法・用量**…[潰瘍，食道炎，ゾリンジャー–エリソン症候群] 20mgを1日1回 [食道炎の維持療法] 10〜20mgを1日1回 [非びらん性胃食道逆流症] 10mgを1日1回 [低アスピリン・NSAIDs投与時の潰瘍再発抑制] 20mgを1日1回 [ヘリコバクター・ピロリ除菌]（他剤との併用において）20mgを1日2回，7日間
- **主な副作用**…発疹，皮膚炎，腹痛，頭痛，下痢，口内炎，口渇，肝酵素上昇，白血球減少，CK上昇，味覚異常など
- **重大な副作用**…ショック，アナフィラキシー，汎血球減少症など

通　タケキャブ®

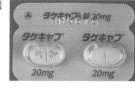

- ●**一般名**…ボノプラザンフマル酸塩
- ●**分類**…カリウムイオン競合型アシッドブロッカー
- ●**剤形**…錠
- ●**消失経路**…肝
- ●**透析性**…除去されない
- ●**用法・用量**…［潰瘍，食道炎］20mgを1日1回［食道炎の維持療法］10〜20mgを1日1回［低用量アスピリン投与時，NSAIDs投与時の潰瘍再発抑制］10mgを1日1回［ヘリコバクター・ピロリ除菌］（他剤との併用において）20mgを1日2回，7日間
- ●**主な副作用**…便秘，下痢，腹部膨満感，悪心，発疹など
- ●**重大な副作用**…汎血球減少，無顆粒球症，白血球減少，血小板減少，中毒性表皮壊死融解症など

通　ストロカイン®

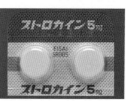

- ●**一般名**…オキセサゼイン
- ●**分類**…抗ガストリン・局所麻酔薬
- ●**剤形**…錠・顆粒
- ●**消失経路**…肝
- ●**透析性**…除去されない
- ●**用法・用量**…［食道炎，胃炎，潰瘍，過敏性大腸症に伴う疼痛・酸症状・げっぷ・悪心・嘔吐・胃不快感・便意逼迫］5〜10mgを1日3〜4回
- ●**主な副作用**…過敏症，便秘，食欲不振，口渇，悪心，下痢，頭痛，めまい，眠気など
- ●**重大な副作用**…記載なし

慎 or 減 　炭酸水素ナトリウム/重曹

- **一般名**…炭酸水素ナトリウム
- **分類**…制酸薬
- **剤形**…原末・錠
- **消失経路**…腎・肺
- **透析性**…除去される
- **用法・用量**…【内服】［潰瘍，胃炎，
  制酸，アシドーシス，尿酸排泄促進と
  痛風発作の予防］１日３～５gを数回に分割【含嗽・吸入】
  ［上気道炎の補助療法］１～２％液100mLを１日数回
- **主な副作用**…アルカローシス，Na蓄積による浮腫，胃部膨満
  など
- **重大な副作用**…記載なし

禁 　乾燥水酸化アルミニウムゲル

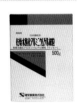

- **一般名**…乾燥水酸化アルミニウムゲル
- **分類**…制酸薬
- **剤形**…細粒・原末
- **消失経路**…糞中（吸収された微塵のAl
  は腎排泄）
- **透析性**…除去されない
- **用法・用量**…［潰瘍・胃炎・上部消化管機能異常］１日１～
  ３gを数回に分服 透析患者 長期投与によりAl脳症，Al骨症の恐
  れがあるため禁忌
- **主な副作用**…便秘，悪心・嘔吐，Al脳症，Al骨症，貧血など
- **重大な副作用**…記載なし

慎 サイトテック®

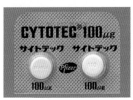

- ●**一般名**…ミソプロストール
- ●**分類**…プロスタグランジン製剤
- ●**剤形**…錠
- ●**消失経路**…主として腎
- ●**透析性**…不明
- ●**用法・用量**…〔NSAIDs長期投与にみられる潰瘍〕200μgを1日4回（12週間以上で効果がない場合は他の療法を考慮）(透析患者)減量する必要は特にないが，腹部膨満感・下痢が起こりやすい患者では減量を考慮する
- ●**主な副作用**…下痢，腹痛，肝障害，蛋白尿，貧血，白血球増多，月経異常，月経困難，月経中間期出血，発疹，めまい，発熱など
- ●**重大な副作用**…ショック，アナフィラキシー様症状

禁 アルサルミン®

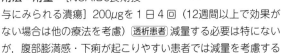

- ●**一般名**…スクラルファート水和物
- ●**分類**…防御因子増強薬
- ●**剤形**…細粒・内用液
- ●**消失経路**…糞中（吸収されたAlは腎）
- ●**透析性**…不明
- ●**用法・用量**…〔潰瘍，胃炎〕細粒は1〜1.2gを1日3回，内用液は10mLを1日3回 (透析患者)禁忌
- ●**主な副作用**…便秘，発疹，じんましん，（長期投与）Al脳症，Al骨症など
- ●**重大な副作用**…記載なし

通 ガストローム®

- **一般名**…エカベトナトリウム水和物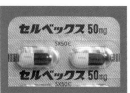
- **分類**…防御因子増強薬
- **剤形**…顆粒
- **消失経路**…90%以上が糞便中に排泄
- **透析性**…除去されない
- **用法・用量**…［潰瘍，胃炎］1.5g（エカベトナトリウム水和物として1g）を1日2回
- **主な副作用**…悪心，下痢，便秘，発疹，じんましん，瘙痒感，胸部圧迫感など
- **重大な副作用**…記載なし

通 セルベックス®

- **一般名**…テプレノン
- **分類**…防御因子増強薬
- **剤形**…カプセル・細粒
- **消失経路**…不明（腎ではない）
- **透析性**…除去されない
- **用法・用量**…［潰瘍，胃炎］カプセルは50mgを1日3回，細粒は0.5gを1日3回
- **主な副作用**…便秘，下痢，嘔気，口渇，腹痛，腹部膨満，肝機能異常，頭痛，発疹，瘙痒感，TC上昇，眼瞼の発赤・熱感，血小板減少
- **重大な副作用**…肝機能障害，黄疸

通 ムコスタ®

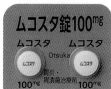

- **一般名**…レバミピド
- **分類**…防御因子増強薬
- **剤形**…錠・顆粒
- **消失経路**…肝
- **透析性**…除去されない
- **用法・用量**…[潰瘍，胃炎]
  100mgを1日3回 [透析患者] 直接胃粘膜に作用して効果を発揮するため減量はしないが，腎不全では血中濃度が上昇するため要注意
- **主な副作用**…発疹，便秘，腹部膨満，AST・ALT上昇，BUN上昇，しびれ，めまい，眠気，動悸，発熱など
- **重大な副作用**…ショック，アナフィラキシー様症状，白血球減少など

通 アルロイド®G

- **一般名**…アルギン酸ナトリウム
- **分類**…消化性潰瘍用薬
- **剤形**…顆粒溶解用・内用液
- **消失経路**…糞中（吸収されない）
- **透析性**…該当しない
- **用法・用量**…[胃・十二指腸潰瘍，びらん性胃炎，逆流性食道炎] 20〜60mL（1.0〜3.0g）を1日3〜4回空腹時 [胃生検時の止血] 10〜30mL（0.5〜1.5g）を経内視鏡的に投与，または30mL（1.5g）を経口投与
- **主な副作用**…下痢，便秘など
- **重大な副作用**…記載なし

通 プロマック®

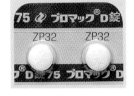

- **一般名**…ポラプレジンク
- **分類**…防御因子増強薬
- **剤形**…D錠・顆粒
- **消失経路**…不明（腎ではない）
- **透析性**…不明
- **用法・用量**…[潰瘍] 75mgを 1日2回
- **主な副作用**…発疹，じんましん，瘙痒感，好酸球増多，白血球・血小板減少，便秘，嘔気，下痢など
- **重大な副作用**…肝機能障害，黄疸，銅欠乏症

減 ドグマチール®

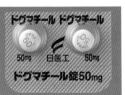

- **一般名**…スルピリド
- **分類**…胃粘膜微小循環改善薬＋抗ドパミン薬
- **剤形**…錠・カプセル・細粒・注
- **消失経路**…腎
- **透析性**…除去される
- **用法・用量**…[潰瘍]【内服】50mgを1日3回経口投与【注射】50mgを1日2回筋注 [透析患者]【内服】1日25mg（透析日は透析後） ＊統合失調症・うつの適応あり（p.207）
- **主な副作用**…月経異常，乳汁分泌，女性化乳房，不眠，眠気，めまい，ふらつき，口渇，胸やけ，悪心・嘔吐，便秘，熱感，倦怠感
- **重大な副作用**…悪性症候群，けいれん，QT延長，心室頻拍など

通 マーズレン®

- **一般名**…アズレンスルホン酸ナトリウム
  水和物，L-グルタミン
- **分類**…組織修復促進薬・配合剤
- **剤形**…顆粒・錠
- **消失経路**…不明
- **透析性**…不明

- **用法・用量**…[潰瘍，胃炎]【配合顆粒】1日1.5〜2.0gを3〜
  4回に分割【配合錠】0.375ES：1日6〜8錠を3〜4回に
  分割／0.5ES：1日6錠を3回に分割／1.0ES：1日3錠を
  3回に分割
- **主な副作用**…発疹，じんましん，瘙痒感，悪心，嘔吐，便秘，
  下痢，腹痛，膨満感，顔面紅潮，肝障害など
- **重大な副作用**…記載なし

禁 マーロックス®

- **一般名**…乾燥水酸化アルミニウムゲル，
  水酸化マグネシウム
- **分類**…配合剤
- **剤形**…顆粒
- **消失経路**…糞中（吸収された微塵のAl
  は腎排泄）

- **透析性**…除去されない
- **用法・用量**…[潰瘍・胃炎・上部消化管機能異常]1日1.6〜
  4.8gを数回に分けて分服 [透析患者] 長期投与によりAl脳症，Al
  骨症，貧血の恐れがあるため禁忌
- **主な副作用**…食欲不振，悪心，胃部不快感，便秘，下痢など
- **重大な副作用**…記載なし

禁 コランチル®

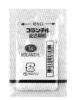

- **一般名**…ジサイクロミン塩酸塩，乾燥水酸化アルミニウムゲル，酸化マグネシウム
- **分類**…配合剤
- **剤形**…顆粒
- **消失経路**…不明
- **透析性**…除去されない
- **用法・用量**… [潰瘍・胃炎] 1回1～2gを1日3～4回経口投与 [透析患者] 長期投与によりAl脳症，Al骨症，貧血の恐れがあるため禁忌
- **主な副作用**…口渇，便秘，発疹，瘙痒感 ，眼圧亢進，頭痛，めまいなど
- **重大な副作用**…Al脳症，Al骨症，貧血

通 ロペミン®

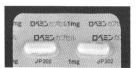

- **一般名**…ロペラミド塩酸塩
- **分類**…腸運動抑制薬
- **剤形**…カプセル・細粒
- **消失経路**…肝
- **透析性**…除去されない
- **用法・用量**… [下痢症] 1～2mgを1日1～2回分割投与
- **主な副作用**…発疹，肝機能異常，腹部膨満，悪心，嘔吐，口渇，眠気，めまい，発汗など
- **重大な副作用**…イレウス，アナフィラキシーなど

通 タンニン酸アルブミン

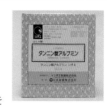

- ●**一般名**…タンニン酸アルブミン
- ●**分類**…収斂薬
- ●**剤形**…原末
- ●**消失経路**…不明
- ●**透析性**…不明
- ●**用法・用量**…［下痢症］1日3〜4gを 3〜4回に分割投与
- ●**主な副作用**…（長期大量）肝障害，便秘，食欲不振
- ●**重大な副作用**…ショック，アナフィラキシー様症状

禁 アドソルビン®

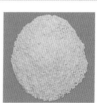

- ●**一般名**…天然ケイ酸アルミニウム
- ●**分類**…吸着薬
- ●**剤形**…原末
- ●**消失経路**…不明
- ●**透析性**…不明
- ●**用法・用量**…［下痢症］1日3〜10gを 3〜4回に分割 透析患者 長期投与によりAl脳症，Al骨症の恐れ があるため禁忌
- ●**主な副作用**…嘔吐，胃部膨満など
- ●**重大な副作用**…記載なし

通 ビオフェルミン®配合散

- **一般名**…ラクトミン，糖化菌
- **分類**…整腸薬
- **剤形**…散
- **消失経路**…糞便（吸収されない）
- **透析性**…該当なし
- **用法・用量**…［腸内菌叢の異常による諸症状］1〜3gを1日3回
- **主な副作用**…記載なし
- **重大な副作用**…記載なし

通 ラックビー®/ラックビー®微粒N

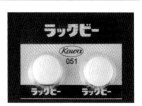

- **一般名**…ビフィズス菌
- **分類**…整腸薬
- **剤形**…錠・微粒N
- **消失経路**…糞便（吸収されない）
- **透析性**…該当なし
- **用法・用量**…［腸内細菌叢の異常による諸症状］【錠】1〜2錠を1日3回【N微粒】1〜2gを1日3回
- **主な副作用**…腹部膨満，発疹など
- **重大な副作用**…記載なし

通 ガスコン®

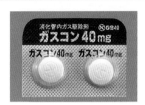

- ●一般名…ジメチコン（ジメチルポリシロキサン）
- ●分類…消化管ガス駆除薬
- ●剤形…錠・散・ドロップ内用液
- ●消失経路…糞中
- ●透析性…該当なし
- ●用法・用量…[胃腸管内ガスに起因する腹部症状] 40～80mgを1日3回 [胃内視鏡検査時有泡性粘液除去] 15～40分前に40～80mg [X線検査時ガス駆除] 40～80mgを1日3回（検査3～4日前より投与）
- ●主な副作用…軟便，胃部不快感，下痢，腹痛，頭痛など
- ●重大な副作用…記載なし

慎 酸化マグネシウム

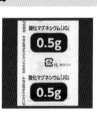

- ●一般名…酸化マグネシウム
- ●分類…塩類下剤
- ●剤形…錠・細粒・原末
- ●消失経路…吸収されたMgは腎
- ●透析性…除去される
- ●用法・用量…[潰瘍，胃炎，消化管機能異常] 1日0.5～1gを数回に分割 [便秘症] 1日2gを3回に分割または就寝前1回 [尿路結石の発症予防] 1日0.2～0.6g（多量の水で服用）[透析患者] Mgの排泄障害があるため注意が必要
- ●主な副作用…血清Mg上昇，下痢など
- ●重大な副作用…高Mg血症

通 フェロベリン®

- **一般名**…ベルベリン塩化物水和
  物，ゲンノショウコエキス
- **分類**…止瀉薬
- **剤形**…錠
- **消失経路**…糞中
- **透析性**…不明
- **用法・用量**…[下痢症] 2錠を1日3回
- **主な副作用**…発疹，便秘
- **重大な副作用**…記載なし

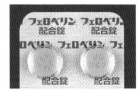

通 ミヤBM®

- **一般名**…宮入菌末
- **分類**…酪酸菌
- **剤形**…錠・細粒
- **消失経路**…糞中
- **透析性**…該当なし
- **用法・用量**…[腸内細菌叢の異
  常]【細粒】0.5〜1gを1日3回【錠】1〜2錠を1日3回
- **主な副作用**…記載なし
- **重大な副作用**…記載なし

減 プリンペラン®

- ●**一般名**…メトクロプラミド
- ●**分類**…ドパミン受容体拮抗薬
- ●**剤形**…錠・細粒・シロップ・注
- ●**消失経路**…肝
- ●**透析性**…除去されない

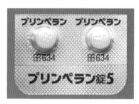

- ●**用法・用量**…［胃炎，潰瘍，胆囊・胆道疾患，腎炎，尿毒症，乳幼児嘔吐，薬剤投与時，挿管時，放射線治療時，開腹術後，X線検査時バリウムの通過促進］【内服】1日10〜30mgを食前2〜3回に分割【注射】10mgを1日1〜2回筋注または静注 透析患者【内服】1日5〜15mgを1〜2回に分割（1/2〜1/3に減量）【注射】50%に減量
- ●**主な副作用**…下痢，頭痛，めまい，眠気，錐体外路症状，無月経，持続性乳汁漏出，女性化乳房，血圧降下，過敏症など
- ●**重大な副作用**…ショック，アナフィラキシー様症状，悪性症候群，意識障害，けいれん，遅発性ジスキネジアなど

観察&服薬指導のポイント

▶錐体外路症状（手足の震え，じっとしていられなくなる，体がこわばるなど）の発現に注意

通 ナウゼリン®

- ●**一般名**…ドンペリドン
- ●**分類**…ドパミン受容体拮抗薬
- ●**剤形**…錠・OD錠・細粒・ドライシロップ（小児）・坐剤
- ●**消失経路**…肝
- ●**透析性**…除去されない
- ●**用法・用量**…[胃炎, 胃下垂, 胃切除後症候群, 抗悪性腫瘍薬・レボドパ製剤投与時]【内服】10mgを1日3回食前（レボドパ投与時：5〜10mgを1日3回食前）【坐剤】60mgを1日2回
- ●**主な副作用**…下痢, めまい, 眠気, 月経異常, 持続性乳汁漏出, 女性化乳房, 過敏症など［坐剤］肛門部不快感, 悪心など
- ●**重大な副作用**…ショック, アナフィラキシー, 意識障害, けいれん, 錐体外路症状など

通 ガナトン®

- ●**一般名**…イトプリド塩酸塩
- ●**分類**…ドパミン受容体拮抗薬
- ●**剤形**…錠
- ●**消失経路**…肝
- ●**透析性**…除去されない
- ●**用法・用量**…[胃炎] 50mgを1日3回食前

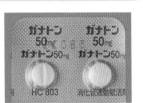

- ●**主な副作用**…下痢, 便秘, 腹痛, AST上昇, ALT上昇など
- ●**重大な副作用**…ショック, アナフィラキシー, 肝機能障害, 黄疸

通 ガスモチン®

- ●**一般名**…モサプリドクエン酸塩水和物
- ●**分類**…セロトニン受容体作動薬
- ●**剤形**…錠・散
- ●**消失経路**…肝
- ●**透析性**…除去されない

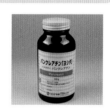

- ●**用法・用量**…[胃炎] 5mgを1日3回 [バリウム注腸エックス線造影検査前処置] 経口腸管洗浄剤の投与開始時および終了時に1回20mgを服用
- ●**主な副作用**…好酸球増多,下痢・軟便,口渇,腹痛など
- ●**重大な副作用**…劇症肝炎,肝機能障害,黄疸

通 パンクレアチン

- ●**一般名**…パンクレアチン
- ●**分類**…消化酵素
- ●**剤形**…原末
- ●**消失経路**…不明
- ●**透析性**…不明
- ●**用法・用量**…[消化異常症状] 1gを1日3回
- ●**主な副作用**…くしゃみ,流涙,発赤など
- ●**重大な副作用**…記載なし

つくしA・M配合散®

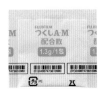

- **一般名**…炭酸水素ナトリウム，炭酸マグネシウム，沈降炭酸カルシウム，乾燥水酸化アルミニウムゲル，ジアスメン，ケイヒ末，ニガキ末，ショウキョウ末，ウイキョウ末，カンゾウ末，オウバク末
- **分類**…健胃薬
- **剤形**…散
- **消失経路**…不明
- **透析性**…除去されない
- **用法・用量**…［食欲不振，胃不快感，胃もたれ，嘔気・嘔吐］1.0～1.3gを1日3回 透析患者 長期投与によりAl脳症，Al骨症の恐れがあるため禁忌
- **主な副作用**…便秘，低カリウム血症［長期］高Mg血症［長期・大量投与］尿路結石，腎結石
- **重大な副作用**…記載なし

通 エクセラーゼ®

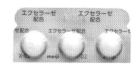

- **一般名**…サナクターゼM，メイセラーゼ，プロクターゼ，オリパーゼ2S，膵臓性消化酵素TA
- **分類**…消化酵素配合剤
- **剤形**…錠
- **消失経路**…不明
- **透析性**…不明
- **用法・用量**…［消化異常症状］1錠を1日3回食直後
- **主な副作用**…過敏症，消化器症状など
- **重大な副作用**…記載なし

通 ベリチーム®

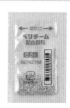

- **一般名**…濃厚膵臓性消化酵素，細菌性脂肪分解酵素，アスペルギルス産生消化酵素，繊維素分解酵素
- **分類**…消化酵素配合剤
- **剤形**…顆粒
- **消失経路**…不明
- **透析性**…不明
- **用法・用量**…［消化異常症状］0.4〜1.0gを1日3回
- **主な副作用**…過敏症
- **重大な副作用**…記載なし

3
糖尿病・内分泌代謝内科

糖尿病・内分泌代謝内科でよく使われる薬

糖尿病治療薬

糖尿病治療薬

●インスリン製剤

インスリン分泌には，1日のうち一定の割合で少量ずつ分泌される「基礎分泌」と食事で血糖値が上がったことに反応して一時的に分泌される「追加分泌」の2つがあります．これら2つの

インスリン分泌のうち不足している分をインスリン製剤の注射で補います.

インスリン製剤は,作用の発現時間や持続時間の違いにより,超速効型,速効型,中間型,持効型溶解,混合型,配合溶解に分けられます.

● スルホニル尿素薬(SU薬)

膵臓のβ細胞上のスルホニル尿素(SU)受容体に結合して,インスリンの分泌を促進します.インスリン分泌能が比較的保たれている患者に使用します.

観察＆服薬指導のポイント
▶ SU薬の低血糖は比較的遷延するため,患者に低血糖の対処法を十分指導することが重要

● 速効型インスリン分泌促進薬

膵臓のβ細胞上のSU受容体に結合して,インスリンの分泌を促進します.SU薬に比べ血中からの消失が速くなります.食後高血糖の是正に適しています.

観察＆服薬指導のポイント
▶ 必ず食直前投与とする

● α-グルコシダーゼ阻害薬

糖を分解する酵素であるα-グルコシダーゼの作用を阻害し,糖の吸収を遅らせます.空腹時血糖値は高くないが,食後の血糖値が高い場合に使用されます.

観察＆服薬指導のポイント
▶ 必ず食直前投与とする
▶ 低血糖時には必ずブドウ糖を摂取する

● ビグアナイド薬

肝臓や筋肉でのインスリンの効きを良くし,肝臓が糖をつくって血液中に送り出すのを抑える作用,消化管からの吸収を抑える

作用などがあります．主に肥満患者に使用します．非肥満患者にも効果があると報告されています．

> 観察＆服薬指導のポイント
> ▶ヨード系造影剤を使用する際は本剤の使用を一時的に中止する
> ▶シックデイの時は服用を中止するよう指導する

● チアゾリジン薬

　肝臓や筋肉でのインスリンの効きを良くし，血液中のブドウ糖が肝臓や筋肉に取り込まれやすくする薬です．主に肥満患者に使用します．

● DPP-4阻害薬

　血糖値を調節するホルモンであるインクレチンを分解する酵素の働きを抑えて，血糖値に応じてインスリンの分泌を促進する薬です．

> 観察＆服薬指導のポイント
> ▶DPP-4阻害薬とSU薬との併用で，重篤な低血糖による意識障害を起こす症例が報告されている
> ▶SU薬で治療中の患者にDPP-4阻害薬を追加する場合は，SU薬の減量が望ましい

● GLP-1受容体作動薬

　膵臓のβ細胞のGLP-1受容体に結合することで，インスリンの分泌を促す注射薬です．胃の動きを抑える働きがあり，副作用として悪心があります．

> 観察＆服薬指導のポイント
> ▶投与初期に胃腸障害（下痢，便秘，嘔気など）の副作用が認められる
> ▶急性膵炎の報告があるため，急性膵炎の初期症状（嘔吐を伴う持続的な激しい腹痛など）について指導する

● SGLT 2 阻害薬

SGLT 2 阻害薬（スーグラ®，ジャディアンス®，カナグル®，フォシーガ®，デベルザ®，アプルウェイ®，ルセフィ®）は，近位尿細管でのブドウ糖の再吸収を抑制することで，尿糖排泄を促進し血糖を低下させます．体重低下作用も期待されます．なお，高度腎機能障害患者または透析患者では効果が期待できないため禁忌です．

観察＆服薬指導のポイント

▶ 脱水症状を起こす恐れがあるため，適度な水分補給を行うよう指導する

▶ 尿路感染症・性器感染症の発現に注意する

▶ シックデイのときは服用を中止するよう指導する

● 配合薬

配合薬（**表 1**）は，服薬する薬の種類および錠数が減少し，

表1 配合薬

分類	商品名	一般名	透析患者への投与の可否
チアゾリジン系・ビグアナイド系配合	メタクト®	ピオグリタゾン塩酸塩・メトホルミン塩酸塩	禁忌
チアゾリジン系・SU薬配合	ソニアス®	ピオグリタゾン塩酸塩・グリメピリド	禁忌
チアゾリジン系・DPP-4阻害薬配合	リオベル®	アログリプチン安息香酸塩・ピオグリタゾン塩酸塩	禁忌
速効型インスリン分泌促進薬・α-GI配合	グルベス®	ミチグリニドカルシウム水和物・ボグリボース	慎重投与
DPP-4阻害薬・ビグアナイド系配合	メトアナ®	アナグリプチン・メトホルミン塩酸塩	禁忌
	イニシンク®	アログリプチン安息香酸塩・メトホルミン塩酸塩	禁忌
	エクメット®	ビルダグリプチン・メトホルミン塩酸塩	禁忌
DPP-4阻害薬・SGLT-2阻害薬配合	スージャヌ®	シタグリプチンリン酸塩水和物・イプラグリフロジン L-プロリン	禁忌
	カナリア®	テネリグリプチン臭化水素酸塩水和物・カナグリフロジン水和物	禁忌
	トラディアンス®	エンパグリフロジン・リナグリプチン	禁忌

患者のアドヒアランスの向上が期待できますが，第一選択薬として用いることはできません.

痛風・高尿酸血症治療薬

高尿酸血症の病型は「尿酸産生過剰型」「尿酸排泄低下型」「混合型」に大別され，最近では「腎外排泄低下型（腎負荷型）」の存在も提唱されています.

●尿酸排泄促進薬

尿酸の尿細管からの再吸収を抑制して，尿酸の尿中への排泄を促進します.「尿酸排泄低下型」に使用されます.

●尿酸生成抑制薬

キサンチンオキシダーゼを阻害することで尿酸生成を阻害します.「尿酸産生過剰型」に使用されます. しかし，一部の尿酸生成抑制薬は，中等度腎障害にも使用可能であり，「尿酸排泄低下型」にも効果があることから上記の分類に応じて薬を選択する意義が議論されています.

●尿アルカリ化薬

酸性尿を是正し，尿をアルカリ化（尿をpH 6 ～ 7 に保つ）して尿中の尿酸溶解量を増加させます. そのため，飲水による尿量確保も必要になります（1 日尿量を2,000mL以上に保つ）[1].

脂質異常症治療薬

脂質異常症の1つである高コレステロール血症の治療薬です. 生体内でのコレステロールの生合成を阻害するものと，食事などからのコレステロールの吸収を阻害するものがあります. 脂質異常症治療薬は動脈硬化の発症予防に有効です. 動脈硬化性疾患が起こる危険度により，脂質の管理目標が設定されています. 糖尿病患者は脂質管理の目標値（**表2**）を参考に治療を行います.

●HMG-CoA還元酵素阻害薬（スタチン系薬）

主に肝臓でのコレステロールの生合成を阻害します. LDL-コレステロールを減らし，HDL-コレステロールを増やす作用もあ

表2 糖尿病患者の脂質管理目標値（文献2より引用）

冠動脈疾患	脂質管理目標値（mg/dL）			
	LDL-C	HDL-C	TG	Non-HDL-C
なし	<120	≧40	<150	<150
あり	<100			<130

TG：早朝空腹時の採血による

表3 その他の脂質異常症治療薬

分類	商品名	一般名	透析患者への投与の可否
ニコチン酸誘導体	ペリシット®	ニセリトロール	慎重投与 1日1回 250mg 食直後
	※リン排泄促進による高リン血症治療に使用される場合があるが，副作用（血小板減少）に注意		
陰イオン交換樹脂	コレバイン®	コレスチミド	通常量
コレステロール異化排泄促進薬	ロレルコ®／シンレスタール®	プロブコール	通常量
多価不飽和脂肪酸	ロトリガ®	オメガ-3脂肪酸エチル	通常量
家族性高コレステロール血症治療薬	ジャクスタピッド®	ロミタピドメシル塩	慎重投与 最大1日 20mg
ヒト抗PCSK9モノクローナル抗体製剤	レパーサ®皮下注	エボロクマブ	通常量
コレステロール吸収阻害薬・スタチン配合薬	アトーゼット®	エゼチミブ・アトルバスタチン	通常量
	ロスーゼット®	エゼチミブ・ロスバスタチン	通常量

ります.

● 小腸コレステロールトランスポーター阻害薬（ゼチーア®）

小腸からのコレステロールの吸収を阻害します.

● フィブラート系薬

核内受容体の1つであるペルオキシソーム増殖応答性レセプター（PPAR）中の脂肪の酸化などに関与するPPARαを活性化させることで，脂肪酸のβ酸化が亢進し，トリグリセリド（TG），

VLDLの合成を低下させます.

●その他（表3）

　ニコチン酸および誘導体（ペリシット®），陰イオン交換樹脂（コレバイン®），プロブコール（ロレルコ®），オメガ-3脂肪酸エチル（ロトリガ®），ロミタピドメシル塩酸（ジャクスタピッド®），エボロクマブ（レパーサ®），配合薬などがあります.

引用・参考文献

1) 日本痛風・核酸代謝学会ガイドライン改訂委員会編. 高尿酸血症・痛風の治療ガイドライン. 第3版. 東京, 診断と治療社, 2018, 16.

2) 日本動脈硬化学会編. 動脈硬化性疾患予防ガイドライン：2017年版. 東京, 日本動脈硬化学会, 2017, 16.

減 インスリン製剤

- **一般名**…表 4 参照
- **剤形**…注. 写真は日本糖尿病学会のホームページ掲載の「インスリン製剤一覧表」を参照（http://www.jds.or.jp/）
- **消失経路**…腎 34%，他に肝，筋肉
- **透析性**…除去されない
- **用法・用量**…透析患者 腎機能低下に伴い，インスリンの分解・排泄が低下し半減期が延長するため，投与量は正常者に比べ減量できる．通常量の50%に減量（ただし，血糖値に応じて投与量を調節する）
- **主な副作用**…低血糖，注射部位の発赤，じんましん，腫脹，硬結
- **重大な副作用**…低血糖，ショック，アナフィラキシー様症状など

表4 インスリン製剤の商品名および一般名

分類	商品名	一般名	発現時間	持続時間
超速効型	フィアスプ®	インスリンアスパルト	ノボラピッド®の作用発現より5分速い	3〜5時間
	ルムジェブ®	インスリンリスプロ	ヒューマログ®の作用発現より6分速い	3〜5時間
	ノボラピッド®	インスリンアスパルト	10〜20分	3〜5時間
	ヒューマログ®	インスリンリスプロ	15分未満	3〜5時間
	アピドラ®	インスリングルリジン	15分未満	3〜5時間
速効型	ノボリン®R	生合成ヒト中性インスリン	約30分	約8時間
	ヒューマリン®R	ヒトインスリン	30分〜1時間	5〜7時間
中間型	ノボリン®N	ヒトイソフェンインスリン水性懸濁	約1.5時間	約24時間
	ヒューマリン®N	ヒトイソフェンインスリン水性懸濁	1〜3時間	18〜24時間
持効型溶解	レベミル®	インスリンデテミル	約1時間	約24時間
	ランタス®	インスリングラルギン	1〜2時間	約24時間
	トレシーバ®	インスリンデグルデク	―	42時間超※
	ランタス®XR	インスリングラルギン	1〜2時間	42時間超
混合型	ノボラピッド®30ミックス	二相性プロタミン結晶性インスリンアナログ水性懸濁	10〜20分	約24時間
	ノボラピッド®50ミックス	二相性プロタミン結晶性インスリンアナログ水性懸濁	10〜20分	約24時間
	ノボラピッド®70ミックス	二相性プロタミン結晶性インスリンアナログ水性懸濁	10〜20分	約24時間
	ヒューマログ®ミックス25	インスリンリスプロ混合製剤	30分〜6時間	18〜24時間
	ヒューマログ®ミックス50	インスリンリスプロ混合製剤	30分〜4時間	18〜24時間
	イノレット®30R	ヒトインスリン	約30分	約24時間
	ノボリン®30R	ヒトインスリン	約30分	約24時間
	ヒューマリン®3/7	ヒト二相性イソフェンインスリン水性懸濁	30分〜1時間	18〜24時間
配合溶解	ライゾデグ®	インスリンデグルデク，インスリンアスパルト	10〜20分	42時間超

※反復投与時の持続時間

禁 アマリール®

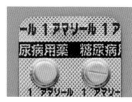

- ●**一般名**…グリメピリド
- ●**分類**…スルホニル尿素薬
- ●**剤形**…錠・OD錠
- ●**消失経路**…腎・肝
- ●**透析性**…除去されない
- ●**用法・用量**… 1 日0.5～1 mg
  より開始し，維持量は 1 日 1 ～ 4 mg， 1 日最大 6 mgまで増
  量可能． 1 日 1 ～ 2 回朝または朝夕 透析患者 禁忌
- ●**特徴**…他のSU薬に比べ膵外作用が強い
- ●**主な副作用**…低血糖，悪心，下痢，胃部不快感など
- ●**重大な副作用**…低血糖，溶血性貧血，汎血球減少，再生不良性
  貧血（全身倦怠感，動悸，出血など），無顆粒球症（全身倦怠
  感，動悸，出血など），肝機能障害，黄疸（全身倦怠感，食欲
  不振，皮膚や白目が黄色くなる）など

禁 グリミクロン®

- ●**一般名**…グリクラジド
- ●**分類**…スルホニル尿素薬
- ●**剤形**…錠
- ●**消失経路**…腎
- ●**透析性**…除去されない
- ●**用法・用量**… 1 日40mgより開
  始し，維持量40～120mgまで適宜増量， 1 日最大160mgま
  で． 1 日 1 回朝または 2 回朝夕 透析患者 禁忌
- ●**主な副作用**…皮膚瘙痒感，発疹など
- ●**重大な副作用**…低血糖，無顆粒球症（全身倦怠感，動悸，出血
  など），肝機能障害，黄疸（全身倦怠感，食欲不振，皮膚や白
  目が黄色くなる）など

禁　ダオニール®/オイグルコン®

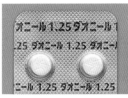

- ●**一般名**…グリベンクラミド
- ●**分類**…スルホニル尿素薬
- ●**剤形**…錠
- ●**消失経路**…腎・肝
- ●**透析性**…除去されない
- ●**用法・用量**… 1 日 1.25 ～ 2.5mg，適宜増量， 1 日最大10mgまで． 1 日 1 回なら原則朝， 1 日 2 回なら朝夕 透析患者 禁忌
- ●**主な副作用**…低血糖，発疹，瘙痒感，悪心，下痢，光線過敏症など
- ●**重大な副作用**…低血糖，無顆粒球症（全身倦怠感，動悸，出血など），溶血性貧血（全身倦怠感，動悸，出血など），肝炎，肝機能障害，黄疸（全身倦怠感，食欲不振，皮膚や白目が黄色くなる）など
- ●**注意**…ボセンタンとの併用禁忌

禁　スターシス®

- ●**一般名**…ナテグリニド
- ●**分類**…速効型インスリン分泌促進薬
- ●**剤形**…錠
- ●**消失経路**…腎・肝
- ●**透析性**…除去されない
- ●**用法・用量**… 1 回90mgを 1 日 3 回食直前，効果不十分な場合は 1 日360mgまで増量可 透析患者 低血糖が起こりやすいため禁忌
- ●**主な副作用**…低血糖，腹部膨満感，放屁の増加，過敏症など
- ●**重大な副作用**…低血糖，肝機能障害，黄疸，心筋梗塞，突然死

慎　グルファスト®

- **一般名**…ミチグリニドカルシウム水和物
- **分類**…速効型インスリン分泌促進薬
- **剤形**…錠・OD錠
- **消失経路**…腎
- **透析性**…不明

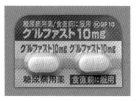

- **用法・用量**…1回10mgを1日3回食直前5分以内に投与
  (透析患者) 半減期が延長し低血糖を起こしやすいため，慎重投与．1回2.5～5mgを1日3回，食直前から開始
- **主な副作用**…低血糖症状，腹部膨満感，便秘，下痢，頭痛など
- **重大な副作用**…心筋梗塞，低血糖，肝機能障害

慎　シュアポスト®

- **一般名**…レパグリニド
- **分類**…速効型インスリン分泌促進薬
- **剤形**…錠
- **消失経路**…肝
- **透析性**…除去されない
- **用法・用量**…1回0.25mgから開始し，1日3回食直前，維持量は0.25～0.5mg，1回最大1mgまで増量可 (透析患者) 通常量可能（少量より開始）
- **主な副作用**…低血糖症状，肝機能障害，発疹，かゆみなど
- **重大な副作用**…低血糖，肝機能障害，心筋梗塞

グルコバイ®

- ●**一般名**…アカルボース
- ●**分類**…α-グルコシダーゼ阻害薬
- ●**剤形**…錠・OD錠
- ●**消失経路**…糞便
- ●**透析性**…吸収されないため透析で除去されない
- ●**用法・用量**…1回50mgより開始して忍容性を確認したうえで、100mgを1日3回食直前 [透析患者] 代謝状態が変化する恐れがあるため、慎重投与
- ●**主な副作用**…腹部膨満感、放屁の増加、下痢など
- ●**重大な副作用**…低血糖、腸閉塞など。肝障害の報告があるため、使用開始6カ月間は月1回の肝機能検査（トランスアミナーゼなど）が必要

ベイスン®

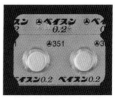

- ●**一般名**…ボグリボース
- ●**分類**…α-グルコシダーゼ阻害薬
- ●**剤形**…錠・OD錠
- ●**消失経路**…糞便
- ●**透析性**…吸収されないため透析で除去されない
- ●**用法・用量**…[糖尿病の食後過血糖の改善] 1回0.2mgを1日3回毎食直前.効果不十分な場合は1回0.3mgまで増量可 [耐糖能異常における2型糖尿病の発症抑制（OD錠0.2のみ）] 1回0.2mgを1日3回毎食直前 [透析患者] 代謝状態が変化する恐れがある
- ●**主な副作用**…腹部膨満感、放屁の増加、下痢など
- ●**重大な副作用**…低血糖、腸閉塞、劇症肝炎、重篤な肝機能障害、黄疸、重篤な肝硬変例での意識障害を伴う高アンモニア血症

慎 セイブル®

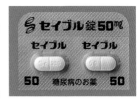

- ●**一般名**…ミグリトール
- ●**分類**…α-グルコシダーゼ阻害薬
- ●**剤形**…錠・OD錠
- ●**消失経路**…腎
- ●**透析性**…除去される
- ●**用法・用量**…1回50mgを1日

3回毎食直前. 効果不十分な場合には, 経過を十分観察しながら75mgまで増量可 透析患者 血中濃度が上昇するため, 慎重投与
- ●**主な副作用**…腹部膨満感, 鼓腸, 下痢など
- ●**重大な副作用**…低血糖, 腸閉塞, 肝機能障害, 黄疸

禁 メトグルコ®

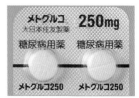

- ●**一般名**…メトホルミン塩酸塩
- ●**分類**…ビグアナイド薬
- ●**剤形**…錠
- ●**消失経路**…腎
- ●**透析性**…除去される
- ●**用法・用量**…1日500mgより

開始, 2～3回に分割. 維持量は効果を観察しながら適宜増量し, 1日最大2,250mgまで 透析患者 乳酸アシドーシスの副作用リスクが高く腎排泄型の薬のため禁忌
- ●**主な副作用**…胃腸障害, 低血糖増強, 発疹, 瘙痒感, 肝機能障害など
- ●**重大な副作用**…乳酸アシドーシス（悪心, 腹痛, 下痢, 倦怠感, 筋肉痛, 脱力, 過呼吸などの症状）など
- ●**注意**…ヨード系造影剤投与後, 48時間は本剤を休薬する

禁　ブホルミン塩酸塩

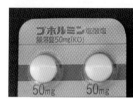

- ●**一般名**…ブホルミン塩酸塩
- ●**分類**…ビグアナイド薬
- ●**剤形**…錠
- ●**消失経路**…腎
- ●**透析性**…除去される
- ●**用法・用量**… 1 日100mgより
  開始，2 ～ 3 回に分割．維持量は適宜増量し 1 日最大150mg
  まで可能 透析患者 乳酸アシドーシスの副作用リスクが高く腎
  排泄型の薬のため禁忌
- ●**主な副作用**…消化器障害，発疹，肝機能障害など
- ●**重大な副作用**…乳酸アシドーシス（悪心，腹痛，下痢，倦怠
  感，筋肉痛，脱力，過呼吸などの症状），重篤かつ遷延性の低
  血糖症
- ●**注意**…ヨード系造影剤投与後，48時間は本剤を休薬する

禁　アクトス®

- ●**一般名**…ピオグリタゾン塩酸塩
- ●**分類**…チアゾリジン薬
- ●**剤形**…錠・OD錠
- ●**消失経路**…肝
- ●**透析性**…除去されない
- ●**用法・用量**…15～30mgを 1 日
  1 回朝使用．適宜増減するが，1 日最大45mgまで増量可
  透析患者 禁忌．海外では通常量使用可能
- ●**重大な副作用**…心不全，浮腫，低血糖，肝機能障害，黄疸，横
  紋筋融解症，胃潰瘍など．その他，膀胱がんや骨密度低下，骨
  折などの副作用がある

減 ジャヌビア®

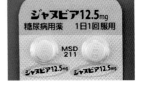

- **一般名**…シタグリプチンリン酸
  塩水和物
- **分類**…DPP-4 阻害薬
- **剤形**…錠
- **消失経路**…腎
- **透析性**…除去されない
- **用法・用量**…1回50mgを1日1回. 1日最大100mgまで増量可 [透析患者] 1日1回12.5mg. 1日最大投与量25mg（1日1回投与）
- **主な副作用**…便秘, 腹痛, 腹部不快感, 肝機能障害など
- **重大な副作用**…低血糖, 膵炎（激しい腹痛, 嘔吐）など
- **注意**…SU薬と併用すると重篤な低血糖が起こることがある

慎 エクア®

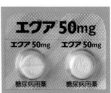

- **一般名**…ビルダグリプチン
- **分類**…DPP-4 阻害薬
- **剤形**…錠
- **消失経路**…肝・腎
- **透析性**…除去されない
- **用法・用量**…1回50mgを1日
  2回朝, 夕 [透析患者] 血中濃度が上昇するため25mgを1日1回から開始し50mgまで. 慎重投与
- **重大な副作用**…肝炎, 肝機能障害, 血管浮腫, 低血糖, 横紋筋融解症, 急性膵炎, 腸閉塞, 間質性肺炎, 類天疱瘡
- **注意**…SU薬と併用すると重篤な低血糖が起こることがある.
  重度の肝機能障害のある患者は禁忌

禁 ザファテック®

- ●**一般名**…トレラグリプチンコハク酸塩
- ●**分類**…DPP-4阻害薬
- ●**剤形**…・錠
- ●**消失経路**…腎
- ●**透析性**…除去されない
- ●**用法・用量**…1回100mgを1週間に1回 [透析患者]禁忌
- ●**主な副作用**…低血糖，鼻咽頭炎，リパーゼ上昇など
- ●**重大な副作用**…低血糖，類天疱瘡，急性膵炎，腸閉塞

通 テネリア®

- ●**一般名**…テネリグリプチン臭化
  水素酸塩水和物
- ●**分類**…DPP-4阻害薬
- ●**剤形**…錠・OD錠
- ●**消失経路**…肝・腎
- ●**透析性**…除去されない

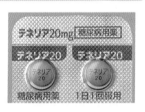

- ●**用法・用量**…1回20mgを1日1回，1日最大投与量40mg
  [透析患者]AUCが最大1.5倍に上昇するため要注意
- ●**主な副作用**…低血糖，便秘，腹部不快感など
- ●**重大な副作用**…低血糖，腸閉塞，肝機能障害，間質性肺炎，類
  天疱瘡，急性膵炎

減 マリゼブ®

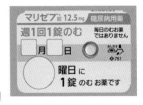

- ●一般名…オマリグリプチン
- ●分類…DPP- 4 阻害薬
- ●剤形…錠
- ●消失経路…腎
- ●透析性…除去されない
- ●用法・用量…1 回25mgを 1 週間に 1 回 [透析患者] 1 回12.5mgを 1 週間に 1 回
- ●主な副作用…低血糖，便秘，下痢など
- ●重大な副作用…低血糖，類天疱瘡，急性膵炎，腸閉塞

減 ネシーナ®

- ●一般名…アログリプチン安息香酸塩
- ●分類…DPP- 4 阻害薬
- ●剤形…錠
- ●消失経路…腎
- ●透析性…除去されない
- ●用法・用量… 1 回25mgを 1 日 1 回 [透析患者] 1 回6.25mgを 1 日 1 回
- ●主な副作用…低血糖症状，便秘，浮腫など
- ●重大な副作用…低血糖，急性膵炎，肝機能障害，黄疸，皮膚粘膜眼症候群，多形紅斑，横紋筋融解症，腸閉塞，間質性肺炎，類天疱瘡

通　トラゼンタ®

- ●**一般名**…リナグリプチン
- ●**分類**…DPP-4阻害薬
- ●**剤形**…錠
- ●**消失経路**…糞便
- ●**透析性**…除去されない
- ●**用法・用量**…1回5mgを1日 1回

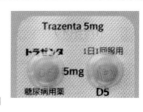

- ●**主な副作用**…便秘，鼓腸，腹部膨満感，浮動性めまい，胃腸炎 など
- ●**重大な副作用**…低血糖，腸閉塞，肝機能障害，類天疱瘡，間質 性肺炎，急性膵炎

通　ビクトーザ®

- ●**一般名**…リラグルチド
- ●**分類**…GLP-1受容体作動薬
- ●**剤形**…皮下注

ノボ ノルディスク ファーマ(株)より提供

- ●**消失経路**…不明（腎ではない）
- ●**透析性**…除去されない
- ●**用法・用量**…0.3mgを1日1回朝または夕から開始し，1週 間以上の間隔で0.3mgずつ増量．維持用量は0.9mgとし，最 高量は1.8mgまで
- ●**主な副作用**…便秘，悪心など
- ●**重大な副作用**…低血糖，膵炎，腸閉塞

禁 バイエッタ®

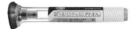

- **一般名**…エキセナチド
- **分類**…GLP-1 受容体作動薬
- **剤形**…皮下注
- **消失経路**…腎
- **透析性**…除去されない
- **用法・用量**…5μgを1日2回朝夕食前. 開始1カ月以上経過観察後, 10μgを1日2回まで増量可 [透析患者] 腎機能障害患者は排泄が遅延するため, 消化器系の副作用が起こりやすく, 透析患者は禁忌
- **主な副作用**…低血糖, 悪心, 便秘, 食欲減退, 腹部不快感, 嘔吐など
- **重大な副作用**…低血糖, 腎不全, 急性膵炎, アナフィラキシー反応, 腸閉塞など

慎 トルリシティ®

- **一般名**…デュラグルチド
- **分類**…GLP-1 受容体作動薬
- **剤形**…皮下注
- **消失経路**…一般的な蛋白質の異化経路によりアミノ酸に分解される
- **透析性**…除去されない
- **用法・用量**…1回0.75mgを1週間に1回皮下注 [透析患者] 減量の必要はないが, AUCが増加するため慎重投与
- **主な副作用**…便秘, 悪心, 下痢など
- **重大な副作用**…低血糖, 急性膵炎, 腸閉塞, アナフィラキシー, 血管浮腫, 重度の下痢, 嘔吐

慎　リキスミア®

- ●**一般名**…リキシセナチド
- ●**分類**…GLP-1受容体作動薬
- ●**剤形**…皮下注

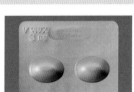

- ●**消失経路**…蛋白分解酵素により分解
- ●**透析性**…除去されない
- ●**用法・用量**…1回20μgを1日1回朝食前に皮下注．ただし，1日1回10μgから開始し，1週間以上投与した後1日1回15μgに増量し，1週間以上投与した後1日1回20μgに増量（最高20μg）〔透析患者〕腎機能低下とともにAUCが増加するため慎重投与
- ●**主な副作用**…悪心，低血糖症，嘔吐，食欲不振，腹部不快感など
- ●**重大な副作用**…低血糖，急性膵炎，アナフィラキシー反応，血管浮腫，腸閉塞（類薬）

通　リベルサス®

- ●**一般名**…セマグルチド
- ●**分類**…経口GLP-1受容体作動薬
- ●**剤形**…錠

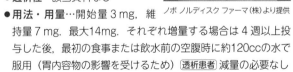

- ●**消失経路**…尿中及び糞中
- ●**透析性**…該当資料なし

ノボ ノルディスク ファーマ㈱より提供

- ●**用法・用量**…開始量3mg，維持量7mg．最大14mg．それぞれ増量する場合は4週以上投与した後，最初の食事または飲水前の空腹時に約120ccの水で服用（胃内容物の影響を受けるため）〔透析患者〕減量の必要なし
- ●**主な副作用**…悪心，下痢，食欲減退，頭痛，便秘，嘔吐，腹部膨満感，リパーゼ上昇，糖尿病網膜症など
- ●**重大な副作用**…低血糖，急性膵炎など

通 オゼンピック®

- **一般名**…セマグルチド
- **分類**…GLP-1受容体作動薬
- **剤形**…皮下注

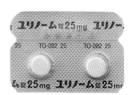

ノボ ノルディスク ファーマ (株) より提供

- **消失経路**…尿中
- **透析性**…該当資料なし
- **用法・用量**…開始量0.25mg, 維持量0.5mg. 最大1.0mg. 1週間に1回. それぞれ増量する場合は4週以上投与した後 [透析患者] 減量の必要なし
- **主な副作用**…悪心, 下痢, 食欲減退, 頭痛, 便秘, 嘔吐, 腹部膨満感, リパーゼ増加, 糖尿病網膜症など
- **重大な副作用**…低血糖, 急性膵炎など

禁 ユリノーム®

- **一般名**…ベンズブロマロン
- **分類**…尿酸排泄促進薬
- **剤形**…錠
- **消失経路**…肝
- **透析性**…除去されない
- **用法・用量**…[痛風] 25または50mgを1日1回, 維持量は50mgを1日1～3回 [高尿酸血症を伴う高血圧症] 50mgを1日1～3回 [透析患者] 効果が期待できないため禁忌
- **主な副作用**…胃部不快感, 胃腸障害, 瘙痒感, 発疹, 下痢など
- **重大な副作用**…劇症肝炎, 黄疸があらわれることがあるため, 少なくとも服用開始6カ月間は, 定期的な肝機能検査を行う

ユリス®

- ●**一般名**…ドチヌラド
- ●**分類**…選択的尿酸再吸収阻害薬
- ●**剤形**…錠
- ●**消失経路**…尿
- ●**透析性**…除去されない

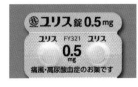

- ●**用法・用量**…0.5mgから開始.
  必要であれば投与開始2週後以降に1mgへ増量, さらに投与開始6週以降に2mgへ徐々に増量. 最大4mg [透析患者] 無効. 乏尿または無尿の患者は, 有効性が期待できないため投与を避けること
- ●**主な副作用**…痛風関節炎, 関節炎, 四肢不快感, 腎結石, 尿所見異常, 軟便, γ-GTP増加など

慎 ウラリット®-U/ウラリット®

- ●**一般名**…クエン酸カリウム, クエン酸ナトリウム水和物
- ●**分類**…尿アルカリ化薬
- ●**剤形**…配合散・配合錠
- ●**消失経路**…吸収されたNa, Kは腎
- ●**透析性**…不明

- ●**用法・用量**… [酸性尿の改善] 1gを1日3回. 尿検査でpH6.2〜6.8の範囲に入るように投与量を調節 [透析患者] 高カリウム血症になりやすいため, 慎重投与
- ●**主な副作用**…下痢・軟便, 胃不快感, 悪心, 血清K値の上昇, 肝機能障害など
- ●**重大な副作用**…高カリウム血症
- ●**注意**…ヘキサミン注との併用禁忌

減 ザイロリック

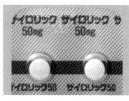

- ●**一般名**…アロプリノール
- ●**分類**…尿酸生成阻害薬
- ●**剤形**…錠
- ●**消失経路**…腎
- ●**透析性**…除去される
- ●**用法・用量**…1日200〜300mg
  を2〜3回に分割 [透析患者] 透析後のみに100mg服用. 腹膜透析患者では1日50mgに減量
- ●**重大な副作用**…皮膚粘膜眼症候群, 中毒性表皮壊死症, 剝脱性皮膚炎などの重篤な発疹または過敏性血管炎, ショック, 再生不良性貧血, 汎血球減少, 無顆粒球症, 劇症肝炎, 黄疸, 腎障害, 間質性肺炎, 横紋筋融解症, 無菌性髄膜炎など

慎 フェブリク®

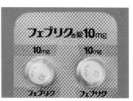

- ●**一般名**…フェブキソスタット
- ●**分類**…尿酸生成阻害薬（選択的キサンチンオキシダーゼ阻害薬）
- ●**剤形**…錠
- ●**消失経路**…肝
- ●**透析性**…除去されない
- ●**用法・用量**…10mgを1日1回より開始, 維持量は40mg, 1日最大60mgまで増量可 [透析患者] 通常量使用可能であるが, AUCが上昇するため20mgを超える場合は要注意
- ●**主な副作用**…関節痛, 四肢不快感, 四肢痛, 下痢, 倦怠感, 肝機能障害, TSH増加, 尿中β_2ミクロブリン増加, CK増加など
- ●**重大な副作用**…肝機能障害, 過敏症
- ●**注意**…メルカプトプリン水和物またはアザチオプリンとの併用禁忌

通 トピロリック®/ウリアデック®

- ●**一般名**…トピロキソスタット
- ●**分類**…尿酸生成阻害薬（選択的
  キサンチンオキシダーゼ阻害薬）
- ●**剤形**…錠
- ●**消失経路**…肝
- ●**透析性**…除去されない

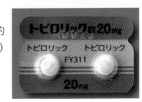

- ●**用法・用量**…1回20mgより開始し，1日2回朝夕服用．その後，血中尿酸値を確認しながら必要に応じて増量．維持量1回60mg1日2回，最大投与量1回80mg1日2回
- ●**主な副作用**…痛風関節炎，ALT増加，β-NアセチルDグルコサミニダーゼ増加，α_1ミクログロブリン増加，AST増加など
- ●**重大な副作用**…肝機能障害，多形紅斑
- ●**注意**…メルカプトプリン水和物またはアザチオプリンとの併用禁忌

通 ゼチーア®

- ●**一般名**…エゼチミブ
- ●**分類**…小腸コレステロールトランスポーター阻害薬
- ●**剤形**…錠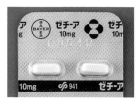
- ●**消失経路**…糞78％，尿11％
- ●**透析性**…不明
- ●**用法・用量**…1回10mgを1日1回食後
- ●**特徴**…腸肝循環して小腸局所で長時間作用する．LDL-Cを約20％低下させる．小腸壁に作用し，胆汁性および食事性コレステロールの吸収を選択的に阻害する
- ●**主な副作用**…便秘，下痢，腹痛，悪心，発疹，肝機能値の異常など．まれに，横紋筋融解症，ミオパチーの報告があるため，筋肉痛，脱力感，CK上昇，ミオグロビン上昇などの観察を十分行うこと

慎 クレストール®

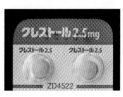

- **一般名**…ロスバスタチンカルシウム
- **分類**…HMG-CoA還元酵素阻害薬
- **剤形**…錠・OD錠
- **消失経路**…糞便
- **透析性**…除去されない
- **用法・用量**… 1 回2.5mgを 1 日

  1 回より投与開始，早期にLDL-C値を低下させる必要がある場合は 5 mgより開始できる．最高20mgまで増量可能

  [透析患者] 1 回2.5mgから開始し 1 日最大 5 mgまでとし慎重に投与

- **重大な副作用**…横紋筋融解症，ミオパチー，免疫介在性壊死性ミオパチー，肝機能障害，血小板減少，過敏症，間質性肺炎，多形紅斑など
- **注意**…腎機能障害のある患者においては，フィブラート系薬剤との併用は原則行わないこと．シクロスポリンとの併用禁忌

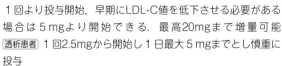

観察&服薬指導のポイント

▶腎機能障害患者では，横紋筋融解症の副作用発現が高くなるため腎機能の悪化に注意する

通 リバロ

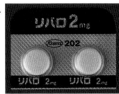

- **一般名**…ピタバスタチンカルシウム
- **分類**…HMG-CoA還元酵素阻害薬
- **剤形**…錠・OD錠
- **消失経路**…肝
- **透析性**…除去されない
- **用法・用量**…1回1～2mgを1日1回. LDL-C値低下が不十分な場合は4mgまで増量可
- **重大な副作用**…横紋筋融解症, ミオパチー, 免疫介在性壊死性ミオパチー, 肝機能障害, 黄疸, 血小板減少症, 間質性肺炎
- **注意**…シクロスポリンとの併用禁忌. 腎機能障害のある患者においては, フィブラート系薬剤との併用は注意すること

観察&服薬指導のポイント

▶腎機能障害患者では, 横紋筋融解症の副作用発現が高くなるため腎機能の悪化に注意する

通 リピトール®

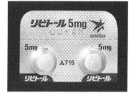

- **一般名**…アトルバスタチンカルシウム水和物
- **分類**…HMG-CoA還元酵素阻害薬
- **剤形**…錠
- **消失経路**…肝
- **透析性**…除去されない
- **用法・用量**…［高コレステロール血症］1回10mgを1日1回．重症の場合は1日20mgまで増量可［家族性高コレステロール血症］1回10mgを1日1回．重症の場合は1日40mgまで増量可．メバロン酸の生合成は夜間に亢進するため，夕食後の投与のほうが望ましい
- **重大な副作用**…横紋筋融解症，ミオパチー，免疫介在性壊死性ミオパチー，劇症肝炎，肝機能障害，過敏症，無顆粒球症，汎血球減少症，血小板減少症，皮膚粘膜眼症候群，中毒性表皮壊死症，多形紅斑，高血糖，糖尿病，間質性肺炎など
- **注意**…腎機能障害のある患者においては，フィブラート系薬剤との併用は原則行わないこと

観察&服薬指導のポイント
▶腎機能障害患者では，横紋筋融解症の副作用発現が高くなるため腎機能の悪化に注意する
▶グレープフルーツジュースとの併用により血中濃度が上昇し，横紋筋融解症になりやすくなる

ローコール®

- **一般名**…フルバスタチンナトリウム
- **分類**…HMG-CoA還元酵素阻害薬
- **剤形**…錠
- **消失経路**…肝
- **透析性**…除去されない
- **用法・用量**…1回20〜30mgを1

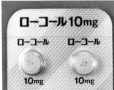

日1回夕食後. 重症の場合は60mgまで増量可
- **重大な副作用**…横紋筋融解症, ミオパチー, 免疫介在性壊死性ミオパチー, 肝機能障害, 過敏症, 間質性肺炎など
- **注意**…腎機能障害のある患者においては, フィブラート系薬剤との併用は原則行わないこと

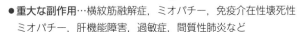

観察&服薬指導のポイント
▶腎機能障害患者では, 横紋筋融解症の副作用発現が高くなるため腎機能の悪化に注意する

通 メバロチン®

- ●**一般名**…プラバスタチンナトリウム
- ●**分類**…HMG-CoA還元酵素阻害薬
- ●**剤形**…錠・細粒
- ●**消失経路**…肝
- ●**透析性**…不明
- ●**用法・用量**…１日10mgを１〜２回に分割．重症の場合は20mgまで増量可．メバロン酸の生合成は夜間に亢進するため，１日１回投与の場合は，夕食後のほうが望ましい
- ●**主な副作用**…下痢，胃部不快感，発疹など
- ●**重大な副作用**…横紋筋融解症，肝機能障害，血小板減少，間質性肺炎，ミオパチー，免疫介在性壊死性ミオパチー，末梢神経障害，過敏症状
- ●**注意**…腎機能障害のある患者においては，フィブラート系薬剤との併用は原則行わないこと

観察&服薬指導のポイント
▶腎機能障害患者では，横紋筋融解症の副作用発現が高くなるため腎機能の悪化に注意する

禁 パルモディア®

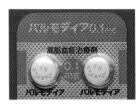

- **一般名**…ペマフィブラート
- **分類**…選択的PPARαモジュレーター
- **剤形**…錠
- **消失経路**…糞便＞尿
- **透析性**…除去されない
- **用法・用量**…1回0.1mgを1日2回朝夕．最大1回0.2mgを1日2回 透析患者 禁忌
- **主な副作用**…胆石症，糖尿病，CPK上昇など
- **重大な副作用**…横紋筋融解症
- **注意**…シクロスポリン，リファンピシンとの併用禁忌．血清クレアチニン値2.5mg/dL以上またはクレアチニンクリアランスが40mL/min未満の腎障害患者は禁忌（横紋筋融解症があらわれやすい）

禁 ベザトール®SR

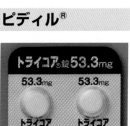

- ●**一般名**…ベザフィブラート
- ●**分類**…フィブラート系薬
- ●**剤形**…錠
- ●**消失経路**…腎
- ●**透析性**…除去されない
- ●**用法・用量**… 1 回200mgを 1
  日 2 回朝夕食後 [透析患者] 横紋筋融解症が現れやすいため禁忌
- ●**主な副作用**…HMG-CoA還元酵素阻害薬との併用で横紋筋融解症が現れることがある
- ●**重大な副作用**…横紋筋融解症，アナフィラキシー様症状，肝機能障害，黄疸，皮膚粘膜眼症候群，多形紅斑
- ●**注意**…血清クレアチニン値2.0mg/dL以上の患者は禁忌（横紋筋融解症があらわれやすい）

禁 トライコア®/リピディル®

- ●**一般名**…フェノフィブラート
- ●**分類**…フィブラート系薬
- ●**剤形**…錠
- ●**消失経路**…腎
- ●**透析性**…除去されない
- ●**用法・用量**…フェノフィブラー
  トとして 1 回106.6～160mgを 1 日 1 回食後に服用（最高
  160mg/日）[透析患者] 禁忌
- ●**主な副作用**…肝機能検査異常，胃部不快感，嘔気，発疹，瘙痒感，CPK上昇など
- ●**重大な副作用**…横紋筋融解症，肝機能障害，膵炎

4
皮膚科・アレルギー科

皮膚科・アレルギー科でよく使われる薬

通 レミッチ®

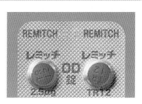

- **一般名**…ナルフラフィン塩酸塩
- **分類**…そう痒症改善薬（透析患者・慢性肝疾患患者）：選択的オピオイドκ受容体作動薬
- **剤形**…カプセル・OD錠
- **消失経路**…肝
- **透析性**…除去されない（4時間以内は除去される）
- **用法・用量**…2.5μgを1日1回夕食後または就寝前．5μgまで増量可（透析開始までは十分な間隔をあける）．重度の肝障害には注意
- **主な副作用**…不眠，便秘，眠気，めまい，プロラクチン上昇などの内分泌機能異常，発疹など
- **重大な副作用**…肝機能障害・黄疸

減 アレグラ®

- **一般名**…フェキソフェナジン塩酸塩
- **分類**…抗アレルギー薬
- **剤形**…錠・OD錠・ドライシロップ

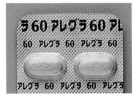

- **消失経路**…肝
- **透析性**…除去されない
- **用法・用量**…60mgを1日2回 透析患者 1回30mgを1日2回
- **主な副作用**…頭痛，めまい，倦怠感，悪心，嘔吐，口渇，腹痛，肝機能異常，睡眠障害など
- **重大な副作用**…ショック，無顆粒球症，肝障害・黄疸
- **注意**…制酸薬との併用で効果減弱，エリスロマイシンとの併用で効果増強

減 アレロック®

- **一般名**…オロパタジン塩酸塩
- **分類**…抗アレルギー薬
- **剤形**…錠・OD錠・顆粒
- **消失経路**…腎
- **透析性**…除去されない
- **用法・用量**…5mgを1日2回朝および就寝前 透析患者 2.5mgを1日1回を推奨
- **主な副作用**…眠気，倦怠感，口渇，腹部不快，腹痛，下痢，悪心，肝機能異常など
- **重大な副作用**…劇症肝炎，肝障害・黄疸

減 タリオン®

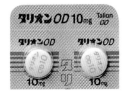

- ●**一般名**…ベポタスチンベシル酸塩
- ●**分類**…抗アレルギー薬
- ●**剤形**…錠・OD錠
- ●**消失経路**…腎
- ●**透析性**…除去される
- ●**用法・用量**…10mgを1日2回
  透析患者 5〜10mgを1日1回
- ●**主な副作用**…眠気，口渇，悪心，胃痛，下痢，倦怠感，肝機能異常など
- ●**重大な副作用**…記載なし

減 ディレグラ®

- ●**一般名**…フェキソフェナジン塩酸塩・塩酸プソイドエフェドリン
- ●**分類**…アレルギー性鼻炎治療薬
- ●**剤形**…錠
- ●**消失経路**…肝／腎
- ●**透析性**…除去されない
- ●**用法・用量**…1回2錠を1日2回，朝夕の空腹時．漫然と長期にわたり投与しないこと 透析患者 1回1錠を1日1〜2回
- ●**主な副作用**…めまい，倦怠感，悪心，嘔吐，動悸，血圧上昇，頭痛，口渇など
- ●**重大な副作用**…ショック，けいれん，肝障害，黄疸，無顆粒球症
- ●**注意**…制酸薬との併用で効果減弱，エリスロマイシンとの併用で効果増強，セレギリンとの併用で血圧上昇など

禁　ザイザル®

- **一般名**…レボセチリジン塩酸塩
- **分類**…抗アレルギー薬
- **剤形**…錠・OD錠・シロップ
- **消失経路**…腎
- **透析性**…除去されない

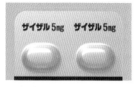

- **用法・用量**…1回5mgを1日1回就寝前. 最高1日10mg
  [透析患者] AUCが大きくなるため禁忌
- **主な副作用**…眠気, 倦怠感, 頭痛, 頭重感, 口渇, 嘔気, 食欲不振, 肝機能異常, 動悸, 尿閉など
- **重大な副作用**…ショック, けいれん, 肝障害・黄疸, 血小板減少

通　ウレパール®

- **一般名**…尿素
- **分類**…尿素含有皮膚疾患用薬
- **剤形**…クリーム・ローション

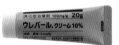

- **消失経路**…吸収されないので該当しない
- **透析性**…吸収されないので該当しない
- **用法・用量**…1日2〜3回, 患部を清浄にしたのち塗布し, よくすり込む
- **主な副作用**…疼痛, 熱感, 瘙痒感, 過敏症状
- **重大な副作用**…記載なし

ヒルドイド®

- ●**一般名**…ヘパリン類似物質
- ●**分類**…血行促進・皮膚保湿薬
- ●**剤形**…クリーム・軟膏・ローション・フォーム
- ●**消失経路**…該当資料なし
- ●**透析性**…該当資料なし
- ●**用法・用量**…クリーム・軟膏：1日1〜数回適量を患部に塗擦またはガーゼなどにのばして貼付，ローション・フォーム：1日1〜数回適量を患部に塗布
- ●**主な副作用**…皮膚炎，そう痒感，発赤，発疹，潮紅など
- ●**重大な副作用**…記載なし

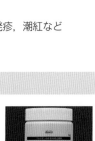

通 レスタミン®

- ●**一般名**…ジフェンヒドラミン塩酸塩
- ●**分類**…抗アレルギー外用薬
- ●**剤形**…クリーム
- ●**消失経路**…吸収されないので該当しない
- ●**透析性**…吸収されないので該当しない
- ●**用法・用量**…1日数回患部に塗布または塗擦
- ●**主な副作用**…発赤，腫脹，そう痒感，湿潤
- ●**重大な副作用**…記載なし

5
整形外科

整形外科でよく使われる薬

観察&服薬指導のポイント

▶一般的に非ステロイド性炎症薬（NSAIDs）は添付文書上，腎
障害を起こしやすいため重篤な腎障害には禁忌となっているが，
無尿の透析患者では問題なく使えるはずである．透析患者に鎮痛薬
をやむを得ず使用する場合は，患者の状態と保険査定を考慮する

カロナール®

- ●**一般名**…アセトアミノフェン
- ●**分類**…解熱鎮痛薬
- ●**剤形**…錠・細粒・原末・シロップ
- ●**消失経路**…ほとんど肝
- ●**透析性**…除去される
- ●**用法・用量**…300〜1,000mgを1日3回(投与間隔は4〜6時間).1日最大4,000mg[上気道炎]300〜500mgを1日2回まで,1日最大1,500mg.透析日は透析後に服用
- ●**主な副作用**…悪心・嘔吐,食欲不振,血小板減少
- ●**重大な副作用**…ショック,肝機能障害,顆粒球減少症,間質性肺炎,間質性腎炎,急性腎不全,中毒性表皮壊死融解症,皮膚粘膜眼症候群

減 アセリオ

- ●**一般名**…アセトアミノフェン
- ●**分類**…解熱鎮痛薬
- ●**剤形**…注
- ●**消失経路**…ほとんど肝
- ●**透析性**…除去される
- ●**用法・用量**…経口が困難な場合の疼痛および発熱に使用.[疼痛]1回300〜1,000mgを15分かけて静注.4〜6時間あける.1日最大4,000mg[発熱]1回300〜500mgを15分かけて静注.1日2回まで.1日最大1,500mg 透析患者 用量減量,投与間隔延長が望ましい
- ●**主な副作用**…悪心・嘔吐,食欲不振,血小板減少
- ●**重大な副作用**…ショック,肝機能障害,顆粒球減少症,間質性肺炎,間質性腎炎,急性腎不全,中毒性表皮壊死融解症,皮膚粘膜眼症候群

通 ロキソニン®

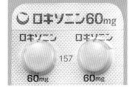

- **一般名**…ロキソプロフェンナトリウム水和物
- **分類**…非ステロイド性抗炎症薬（NSAIDs）
- **剤形**…錠・細粒
- **消失経路**…腎
- **透析性**…除去されない
- **用法・用量**…60mgを1日3回［頓用］60〜120mg［上気道炎に伴う解熱鎮痛］60mgを頓用（1日2回程度），1日最大180mg
- **主な副作用**…消化器症状（胃部不快感，食欲不振，悪心・嘔吐，腹痛），浮腫・むくみ，発疹・じんましん
- **重大な副作用**…ショック，白血球減少，中毒性表皮壊死融解症，皮膚粘膜眼症候群，喘息，急性腎不全，間質性肺炎，消化管出血，肝機能障害，消化管穿孔など

通 モービック®

- **一般名**…メロキシカム
- **分類**…非ステロイド性抗炎症薬（NSAIDs）（COX2選択性あり）
- **剤形**…錠
- **消失経路**…肝
- **透析性**…除去されない
- **用法・用量**…10mgを1日1回食後．1日最大15mg
- **主な副作用**…口内炎，悪心，食欲不振，胃炎，腹痛，肝機能異常，BUN上昇，浮腫，血球異常
- **重大な副作用**…消化性潰瘍，喘息，急性腎不全，無顆粒球症，中毒性表皮壊死融解症，皮膚粘膜眼症候群，肝炎など

通 セレコックス®

- **一般名**…セレコキシブ
- **分類**…非ステロイド性抗炎症薬
  (NSAIDs) (選択的COX2阻害
  薬)
- **剤形**…錠
- **消失経路**…肝
- **透析性**…除去されない

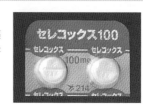

- **用法・用量**…[リウマチ] 100〜200mgを1日2回朝夕食後
  [変形性関節症, 腰痛症, 肩関節周囲炎, 頸肩腕症候群, 腱・
  腱鞘炎] 100mgを1日2回 [術後, 外傷後, 抜歯後] 初回
  400mg以降200mgを6時間以上あける
- **主な副作用**…傾眠, 肝機能異常, めまい, BUN増加, 便潜血
  陽性, 発疹など
- **重大な副作用**…ショック, 消化性潰瘍, 心筋梗塞, 心不全, 肝
  不全, 再生不良性貧血, 汎血球減少, 中毒性表皮壊死融解症,
  間質性肺炎, 急性腎不全など

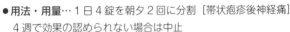

通 (データなし) **ノイロトロピン®**

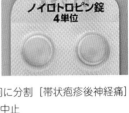

- ●**一般名**…ワクシニアウイルス接種家兎炎症皮膚抽出液
- ●**分類**…鎮痛薬
- ●**剤形**…錠・注
- ●**消失経路**…不明（腎ではない）
- ●**透析性**…該当資料なし
- ●**用法・用量**…1日4錠を朝夕2回に分割［帯状疱疹後神経痛］4週で効果の認められない場合は中止
- ●**主な副作用**…発疹，悪心，食欲不振，下痢，胃痛，口渇，便秘，口内炎，眠気，めまい，ふらつきなど
- ●**重大な副作用**…ショック，肝障害，黄疸

減 **リリカ®**

- ●**一般名**…プレガバリン
- ●**分類**…疼痛治療薬
- ●**剤形**…カプセル・OD錠
- ●**消失経路**…腎
- ●**透析性**…除去される（約50%減少〈透析クリアランス192mL/分〉）
- ●**用法・用量**…初期は1日150mgを2回に分割．1週間以上かけて1日300mgまで増量．1日最大600mg．腎機能に応じて減量 [透析患者] 25～50mgを1日1回（透析日は透析後）．1日最大150mg
- ●**主な副作用**…頭痛，運動失調，便秘，下痢，口渇，霧視，複視，肝機能異常，クレアチニン増加など
- ●**重大な副作用**…傾眠，めまい，心不全，意識消失，横紋筋融解症，腎不全，血管浮腫

減 トラマール®

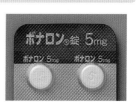

- ●**一般名**…トラマドール塩酸塩
- ●**分類**…疼痛治療薬 (弱オピオイド)
- ●**剤形**…OD錠・注
- ●**消失経路**…肝
- ●**透析性**…除去されない
- ●**用法・用量**…【内服】1日100~300mgを4回に分割. 1回100mg, 1日400mgを超えない. 腎機能に応じて減量
- ●**主な副作用**…傾眠, めまい, 頭痛, 悪心・嘔吐, 食欲減退, 便秘, 血圧上昇, 肝機能異常, 倦怠感, 口渇, 幻覚, 振戦など
- ●**重大な副作用**…ショック, けいれん, 依存, 意識消失など
- ●**注意**…同成分であるワントラム®(トラマドール塩酸塩徐放薬)は高度な腎機能障害, 肝機能障害には禁忌のため注意

通 ボナロン®

- ●**一般名**…アレンドロン酸ナトリウム水和物
- ●**分類**…ビスホスホネート製剤
- ●**剤形**…錠・経口ゼリー
- ●**消失経路**…腎
- ●**透析性**…除去されない
- ●**用法・用量**…5mgを1日1回起床時. 35mgを週に1回起床時. 服用後少なくとも30分は横にならず, 飲食・経口摂取を避ける (半減期は延長するため慎重投与)
- ●**主な副作用**…胃痛, 心窩部痛, 胃部不快感, 胃重感, 腹部不快感
- ●**重大な副作用**…食道, 口腔内障害, 胃・十二指腸障害, 肝機能障害, 低カルシウム血症, 中毒性表皮壊死融解症, 顎骨壊死, 顎骨骨髄炎, 外耳道骨壊死など
- ●**注意**…長期投与は避けること

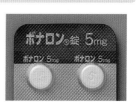

- **一般名**…デノスマブ
- **分類**…抗RANKL抗体製剤
- **剤形**…注
- **消失経路**…生体内での異化で消失すると推察される

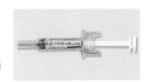

- **透析性**…除去されない
- **用法・用量**…60mgを6カ月に1回皮下投与（低カルシウム血症を起こす可能性が高いため，慎重投与）　※Ca値，P値などのモニタリングを強化して投与
- **主な副作用**…貧血，湿疹，低リン酸血症，高血圧，鼻咽頭炎，胃炎，口内炎，肝機能異常など
- **重大な副作用**…低Ca血症，顎骨壊死・顎骨骨髄炎，アナフィラキシー，大腿骨転子下及び近位大腿骨骨幹部の非定型骨折，治療中止後の多発性椎体骨折，重篤な皮膚感染症

6
精神科

精神科でよく使われる薬

抗うつ薬（表1）

　現在わが国で使用できる抗うつ薬は，三環系抗うつ薬（TCA），四環系抗うつ薬，セロトニン拮抗・再取り込み阻害薬（SARI），選択的セロトニン再取り込み阻害薬（SSRI），セロトニン・ノルアドレナリン再取り込み阻害薬（SNRI），ノルアドレナリン作動性・特異的セロトニン作動性抗うつ薬（NaSSA）などがあります．アミトリプチリン塩酸塩（トリプタノール®）やクロミプラミン塩酸塩（アナフラニール®）などのTCAは，優れた効果を示すものの，抗コリン性の副作用や鎮静，眠気，心毒性がみられ

表1 腎機能障害患者において禁忌もしくは慎重投与に該当する抗うつ薬

分類	商品名（一般名）	腎機能障害患者に禁忌	腎機能障害患者に慎重投与	掲載ページ
三環系	トフラニール® （イミプラミン塩酸塩）		○ （重篤な腎障害）	
	アナフラニール® （クロミプラミン塩酸塩）		○ （重篤な腎障害）	p.200
	プロチアデン® （ドスレピン塩酸塩）		○ （重篤な腎障害）	
	アンプリット® （ロフェプラミン塩酸塩）		○ （重篤な腎障害）	
四環系	テシプール® （セチプチリンマレイン酸塩）		○	
	ルジオミール® （マプロチリン塩酸塩）		○ （重篤な腎障害）	
SARI （セロトニン拮抗・再取り込み阻害薬）	デジレル®/レスリン® （トラゾドン塩酸塩）		○	p.201
SSRI （選択的セロトニン再取り込み阻害薬）	ルボックス®/デプロメール® （フルボキサミンマレイン酸塩）		○ （重篤な腎障害）	
	レクサプロ® （エスシタロプラムシュウ酸塩）		○ （高度腎障害）	p.201
SNRI （セロトニン・ノルアドレナリン再取り込み阻害薬）	トレドミン® （ミルナシプラン塩酸塩）		○	
	サインバルタ® （デュロキセチン塩酸塩）	○ （高度腎障害）	○ （軽度から中等度の腎障害）	p.203
	イフェクサー® （ベンラファキシン塩酸塩）	○ （重度腎障害）	○ （軽度から中等度の腎障害）	p.204
NaSSA （ノルアドレナリン作動性・特異的セロトニン作動性抗うつ薬）	リフレックス®/レメロン® （ミルタザピン）		○	p.205

ることから，忍容性に問題があります．一方でフルボキサミンマ
レイン酸塩（ルボックス®，デプロメール®）やパロキセチン塩
酸塩水和物（パキシル）などのSSRI，ミルナシプラン塩酸塩
（トレドミン®）やデュロキセチン塩酸塩（サインバルタ®）など
のSNRIは，軽症・中等症うつ病についてはTCAと比較して同程
度の効果を示し，かつ忍容性に優れることから，現在の薬物治療
の主流となっています．ただしサインバルタ®とイフェクサー®
は，高度腎障害では血中濃度が上昇する可能性があるため禁忌に
なっています．また，2009年に発売されたミルタザピン（リフ
レックス®，レメロン®）は，これまでの抗うつ薬とは異なった
作用機序を持ち，睡眠改善効果が期待されるため，不眠の強いタ
イプのうつ病に対して高頻度に使用されています．

抗精神病薬（表2）

　統合失調症の薬物治療では，長年ハロペリドール（セレネー
ス®）をはじめとした第一世代抗精神病薬（定型抗精神病薬）が
用いられてきました．しかしながらドパミンD_2受容体拮抗作用
を主作用とする第一世代抗精神病薬は，幻覚，妄想などの陽性症
状には有効性が高いが，感情的引きこもり，情動鈍麻などの陰性
症状には効果が低い場合があることが指摘されていました．また
副作用として，高頻度に錐体外路系症状（パーキンソニズム，急
性ジストニア，アカシジア，遅発性ジスキネジアなど）が発現
し，治療を中断せざるを得ない症例も多くありました．これに対
して，1990年代後半から登場したリスペリドン（リスパダー
ル®）をはじめとする第二世代抗精神病薬（非定型抗精神病薬）
は，陰性症状にも効果が高く，錐体外路系症状などの副作用も比
較的少ないことから，現在の薬物治療の主流となっています．

　抗精神病薬で腎機能障害患者に禁忌となっている薬剤は，クロ
ザピン（クロザリル®）（重度の腎機能障害患者に禁忌）とパリ
ペリドン（インヴェガ®）（中等度から重度の腎機能障害患者に
禁忌）です（表2）．クロザピンは治療抵抗性統合失調症のみの

表2 腎機能障害患者において禁忌もしくは慎重投与に該当する抗精神病薬

分類	商品名（一般名）	腎機能障害患者に禁忌	腎機能障害患者に慎重投与	掲載ページ
ベンザミド系	ドグマチール® （スルピリド）		○	p.207
	バルネチール® （スルトプリド塩酸塩）		○	
ブチロフェノン系	オーラップ® （ピモジド）		○	
SDA （セロトニン・ドパミン拮抗薬）	リスパダール® （リスペリドン）		○	p.208
	インヴェガ®/ ゼプリオン® （パリペリドン）	○ （中等度から重度の腎障害）	○ （軽度の腎障害）	p.209
	ルーラン® （ペロスピロン塩酸塩水和物）		○	
	ラツーダ® （ルラシドン塩酸塩）		○ （中等度以上の腎障害）	
MARTA （多元受容体標的化抗精神病薬）	クロザリル® （クロザピン）	○ （重度の腎障害）	○ （軽度から中等度の腎障害）	
SDAM （セロトニン・ドパミンアクティビティモジュレーター）	レキサルティ® （ブレクスピプラゾール）		○	

使用に限られ，使用頻度が低いため，本書で紹介する薬剤リストから除外しています．

抗てんかん薬（表3）

現在，わが国で使用可能な抗てんかん薬は約30種類存在し，2005年以前に承認された第一世代抗てんかん薬と2006年以降に承認された第二世代抗てんかん薬に分けられます．てんかんの発

作型によって選択薬が異なるので，可能なかぎり発作型を正確に診断したうえで開始します．また，薬物治療は単剤で十分量使用して効果を確かめることが原則ですが，発作を十分抑制できない場合は複数を併用することもあります．

　第一世代抗てんかん薬の多くが肝代謝型であるのに対し，第二世代抗てんかん薬の多くは腎排泄型であり，肝機能障害や腎機能障害をもつ患者には用量調節に注意が必要です．表3に腎機能障害患者において禁忌もしくは慎重投与に該当する抗てんかん薬をまとめています．本書で紹介する薬剤リストには掲載していませんが，抗てんかん薬で腎機能障害患者に禁忌となっている薬剤はスルチアム（オスポロット®）があり，重度の腎機能障害患者にトリメタジオン（ミノアレ®）とフェニトイン・フェノバルビタール配合剤（ヒダントール®D・E・F）が禁忌となっているので注意が必要です（表3）．また，第二世代抗てんかん薬であるガバペンチンやレベチラセタム，トピラマートなどは腎排泄率が高く，透析患者および腎機能障害のある患者に投与する場合は減量するなど慎重に投与する必要があります．

表3 腎機能障害患者において禁忌もしくは慎重投与に該当する抗てんかん薬

分類	商品名（一般名）	腎機能障害患者に禁忌	腎機能障害患者に慎重投与	掲載ページ
イミノスチルベン系	テグレトール®（カルバマゼピン）		○	
サクシミド系	ザロンチン®/エピレオプチマル®（エトスクシミド）		○	
バルビツール系	フェノバール®（フェノバルビタール）		○	p.216
	プリミドン（プリミドン）		○	
ベンゾジアゼピン系	セルシン®/ホリゾン®（ジアゼパム）		○	p.221
	ベンザリン®/ネルボン®（ニトラゼパム）		○	

表3 続き

分類	商品名（一般名）	腎機能障害患者に禁忌	腎機能障害患者に慎重投与	掲載ページ
ベンゾジアゼピン系	ランドセン®/リボトリール®（クロナゼパム）		○	
	マイスタン®（クロバザム）		○	
	ブコラム®/ミダフレッサ®（ミダゾラム）		○	
	ロラピタ®（ロラゼパム）		○	
オキサゾリジン系	ミノアレ®（トリメタジオン）	○（重篤な腎障害）		
スルタム系	オスポロット®（スルチアム）	○		
トリアジン系	ラミクタール®（ラモトリギン）		○	
その他	ダイアモックス®（アセタゾラミド）	○		
	ヒダントール®D・E・F（フェニトイン・フェノバルビタール配合剤）	○（重篤な腎障害）	○	
	ガバペン®（ガバペンチン）		○	p.218
	トピナ®（トピラマート）		○	p.219
	イーケプラ®（レベチラセタム）		○	p.220
	ディアコミット®（スチリペントール）		○	
	サブリル®（ビガバトリン）		○	
	フィコンパ®（ペランパネル水和物）		○	
	ビムパット®（ラコサミド）		○	

通 アナフラニール®

- **一般名**…クロミプラミン塩酸塩
- **分類**…三環系抗うつ薬
- **剤形**…錠・注
- **消失経路**…肝
- **透析性**…除去されない

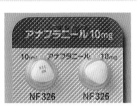

- **用法・用量**…[うつ病，うつ状態]【内服】維持量は1日50～100mgを1～3回に分割，1日最大225mgまで【注射】25mgを1日1回点滴静注，その後漸増し75mgまで可［ナルコレプシーに伴う情動脱力発作］【内服】1日10～75mgを1～3回に分割．他に遺尿症の適応もあり
- **主な副作用**…便秘，口渇，排尿困難，めまい，悪心，眠気など
- **重大な副作用**…悪性症候群，セロトニン症候群，麻痺性イレウスなど

通 トリプタノール®

- **一般名**…アミトリプチリン塩酸塩
- **分類**…三環系抗うつ薬
- **剤形**…錠
- **消失経路**…肝
- **透析性**…除去されない

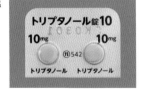

- **用法・用量**…[うつ病，うつ状態]開始持は1日30～75mgを分割，維持量は1日150mgを分割，1日最大300mgまで．他に夜尿症，末梢性神経障害性疼痛の適応もあり
- **主な副作用**…便秘，口渇，排尿困難，めまい，悪心，眠気など
- **重大な副作用**…悪性症候群，セロトニン症候群，麻痺性イレウスなど

通 デジレル®/レスリン®

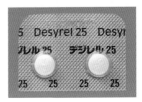

- ●**一般名**…トラゾドン塩酸塩
- ●**分類**…セロトニン拮抗・再取り込み阻害薬（SARI）
- ●**剤形**…錠
- ●**消失経路**…肝
- ●**透析性**…蛋白結合率が高く，透析性は低いと思われる
- ●**用法・用量**…［うつ病，うつ状態］1日75～100mgを初期用量とし，1日200mgまで増量し，1～数回に分割経口投与
- ●**主な副作用**…眠気，めまい・ふらつき，口渇，便秘など
- ●**重大な副作用**…QT延長，心室頻拍，心室細動，心室性期外収縮，悪性症候群，セロトニン症候群など

減 レクサプロ®

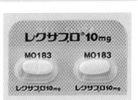

- ●**一般名**…エスシタロプラムシュウ酸塩
- ●**分類**…選択的セロトニン再取り込み阻害薬（SSRI）
- ●**剤形**…錠
- ●**消失経路**…肝および腎
- ●**透析性**…除去されない
- ●**用法・用量**…［うつ病，うつ状態，社会不安障害］開始時および維持量は10mgを1日1回夕食後，1日最大20mgまで　[透析患者] 1日10mgまで
- ●**主な副作用**…眠気，悪心，めまい，頭痛，口渇，倦怠感など
- ●**重大な副作用**…痙攣，セロトニン症候群，QT延長，心室頻拍など

減 パキシル

- **一般名**…パロキセチン塩酸塩水和物
- **分類**…選択的セロトニン再取り込み阻害薬（SSRI）
- **剤形**…錠・CR錠（用法・用量は割愛）

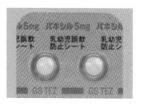

- **消失経路**…肝
- **透析性**…除去されない
- **用法・用量**…［うつ病，うつ状態］維持量は20〜40mg，1日最大40mgまで［パニック障害］維持量は30mg，1日最大30mgまで［強迫性障害］維持量は40mg，1日最大50mgまで［社会不安障害］維持量は20mg，1日最大40mgまで［外傷後ストレス障害］維持量は20mg，1日最大40mgまで．いずれの適応においても1日1回夕食後 〔透析患者〕1日5〜20mg
- **主な副作用**…眠気，嘔気，めまい，頭痛，便秘など
- **重大な副作用**…セロトニン症候群，肝機能障害，悪性症候群，無顆粒球症など

禁 サインバルタ®

- **一般名**…デュロキセチン塩酸塩
- **分類**…セロトニン・ノルアドレナリン再取り込み阻害薬（SNRI）
- **剤形**…カプセル

日本イーライリリー(株)より提供

- **消失経路**…肝
- **透析性**…除去されない
- **用法・用量**…[うつ病, うつ状態] 20mgから開始し1週間以上の間隔をあけて20mgずつ増量, 1日1回朝食後, 維持量は1日40mg, 1日最大60mgまで. 他に糖尿病性神経障害, 線維筋痛症, 慢性腰痛症に伴う疼痛の適応もあり 透析患者 ほとんど尿中排泄されず, 半減期も延長しないものの, 血中濃度が上昇するため禁忌
- **主な副作用**…悪心, 傾眠, 口渇, 頭痛, 便秘, 下痢, めまいなど
- **重大な副作用**…セロトニン症候群, 悪性症候群, 肝機能障害, 高血圧クリーゼなど

禁 **イフェクサー®**

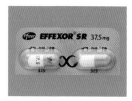

- **一般名**…ベンラファキシン塩酸塩
- **分類**…セロトニン・ノルアドレナリン再取り込み阻害薬 (SNRI)
- **剤形**…徐放性カプセル
- **排泄経路**…肝および腎
- **透析性**…除去されない
- **用法・用量**…[うつ病，うつ状態] 開始時は1日37.5mg，1週後より1回75mgを1日1回食後に投与．1日225mgを超えない範囲で適宜増減するが，増量は1週間以上の間隔をあけて1日用量として75mgずつ 〔透析患者〕クリアランスが低下し，血中濃度が上昇する恐れがあるため禁忌
- **主な副作用**…悪心，腹部不快感，傾眠，浮動性めまい，口内乾燥，頭痛など
- **重大な副作用**…セロトニン症候群，悪性症候群，QT延長，心室頻拍など

減　リフレックス®/レメロン®

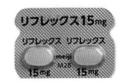

- ●**一般名**…ミルタザピン
- ●**分類**…ノルアドレナリン作動性・特異的セロトニン作動性抗うつ薬（NaSSA）
- ●**剤形**…錠
- ●**消失経路**…肝
- ●**透析性**…除去されない
- ●**用法・用量**…［うつ病，うつ状態］15mgから開始し１週間以上の間隔をあけて15mgずつ増量，１日１回就寝前，維持量は15〜30mg，１日最大45mgまで ［透析患者］ 本剤のクリアランスが低下するため１/２以下に減量，ただし透析患者で薬物動態に影響ないという症例報告もある
- ●**主な副作用**…傾眠，口渇，倦怠感，便秘，体重増加など
- ●**重大な副作用**…セロトニン症候群，無顆粒球症，けいれん，肝機能障害など

通 コントミン®/ウインタミン®

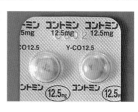

- **一般名**…クロルプロマジン塩酸塩
- **分類**…第一世代抗精神病薬—フェノチアジン系
- **剤形**…コントミン®：糖衣錠・筋注，ウインタミン®：細粒
- **消失経路**…肝
- **透析性**…除去されない
- **用法・用量**…【内服】［悪心・嘔吐，吃逆，催眠・鎮静・鎮痛薬の効力増強など］1日30〜100mgを分割［精神科領域（統合失調症，躁病，神経症など）］1日50〜450mgを分割【筋注】10〜50mgを緩徐に筋注
- **主な副作用**…眠気，めまい，振戦，食欲亢進，口渇など
- **重大な副作用**…悪性症候群，麻痺性イレウス，遅発性ジスキネジアなど

減　ドグマチール®

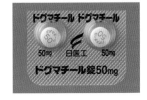

- ●**一般名**…スルピリド
- ●**分類**…第一世代抗精神病薬─ベンザミド系
- ●**剤形**…錠・カプセル・細粒・筋注
- ●**消失経路**…腎
- ●**透析性**…除去される
- ●**用法・用量**…【内服】［統合失調症］1日300～600mgを分割，1日最大1,200mgまで［うつ病］1日150～300mgを分割，1日最大600mgまで 透析患者 25mgを1日1回，透析日は透析後，または週3回透析後に50mg

　【筋注】［統合失調症］100～200mgを筋注，1日最大600mgまで 透析患者 連続投与する場合には投与間隔を腎機能に応じてあける．末期腎臓病では7～10日間隔で投与する．他に胃・十二指腸潰瘍の適応もあり

- ●**主な副作用**…パーキンソン症候群，振戦，アカシジア，乳汁分泌，月経異常，睡眠障害，不穏・焦燥，眠気，脱力・倦怠感，口渇，めまい・浮遊感，悪心・嘔吐，便秘，体重増加など
- ●**重大な副作用**…けいれん，心室頻拍，無顆粒球症，白血球減少，黄疸，肺塞栓症，深部静脈血栓症

減 リスパダール®

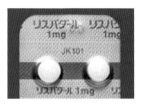

- **一般名**…リスペリドン
- **分類**…第二世代抗精神病薬—SDA（セロトニン・ドパミン拮抗薬）
- **剤形**…錠・OD錠・細粒・内用液・筋注
- **消失経路**…肝および腎
- **透析性**…除去されない
- **用法・用量**…［統合失調症］【内服】1mgを1日2回より開始，徐々に増量，維持量は1日2〜6mgを2回に分割，1日最大12mgまで【筋注】1回25mgを2週間隔で臀部筋肉内投与，最大1回50mgまで 透析患者 1／2〜2／3に減量
- **主な副作用**…眠気，めまい，流涎，振戦，便秘など
- **重大な副作用**…悪性症候群，遅発性ジスキネジア，麻痺性イレウス，肝機能障害など

禁 インヴェガ®/ゼプリオン®

- **一般名**…パリペリドン
- **分類**…第二世代抗精神病薬—SDA（セロトニン・ドパミン拮抗薬）
- **剤形**…インヴェガ®：錠，ゼプリオン®：筋注
- **消失経路**…腎，一部肝
- **透析性**…除去されない
- **用法・用量**…［統合失調症］【内服】6mgを1日1回朝食後，1日最大12mgまで【筋注】初回150mg，1週間後に2回目100mgを三角筋内に投与．その後4週に1回75mgを投与．最大1回150mgまで 透析患者 排泄が遅延し血中濃度が上昇する恐れがあるため禁忌
- **主な副作用**…血中プロラクチン増加，体重増加，錐体外路障害，便秘など
- **重大な副作用**…悪性症候群，遅発性ジスキネジア，麻痺性イレウス，肝機能障害など

エビリファイ®

- **一般名**…アリピプラゾール
- **分類**…第二世代抗精神病薬―DSS
  （ドパミン・システム・スタビライ
  ザー）

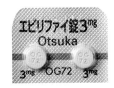

- **剤形**…錠・散・内用液・OD錠・筋注
- **消失経路**…肝
- **透析性**…除去されない
- **用法・用量**…［統合失調症］【内服】開始時は１日６〜12mg
  を１〜２回に分割，維持量は１日６〜24mgを１〜２回に分
  割，１日最大30mgまで【筋注】１回400mgを４週に１回臀
  部筋肉内または三角筋内に投与［双極性障害の躁状態］【内服】
  開始時は１日24mgより，維持量は12〜24mgを１日１回，
  最大30mgまで［うつ病・うつ状態］【内服】１回３mgを１
  日１回．１日最大15mgまで［小児期の自閉スペクトラム症に
  伴う易刺激性］開始時は１日１mg，維持量は１〜15mgを１
  日１回，１日最大15mgまで
- **主な副作用**…不眠，神経過敏，アカシジア，振戦など
- **重大な副作用**…悪性症候群，遅発性ジスキネジア，麻痺性イレ
  ウス，血糖値異常など

通　ジプレキサ®

- ●**一般名**…オランザピン
- ●**分類**…第二世代抗精神病薬―MARTA（多元受容体標的化抗精神病薬）

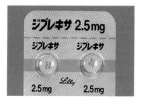

- ●**剤形**…錠・ザイディス®錠・細粒・筋注
- ●**消失経路**…肝
- ●**透析性**…除去されない
- ●**用法・用量**…【内服】［統合失調症］開始時は5〜10mgを1日1回，維持量は10mgを1日1回，1日最大20mgまで［双極性障害の躁状態］開始時は10mgを1日1回より，1日最大20mgまで［双極性障害のうつ状態］開始時は5mgを1日1回より，維持量は10mgを1日1回，1日最大20mgまで【筋注】［統合失調症における精神運動興奮］1回10mgを筋肉内投与．1日最大2回まで．他に抗悪性腫瘍薬投与に伴う消化器症状の適応もあり
- ●**主な副作用**…体重増加，眠気，食欲亢進，血糖値異常，便秘など
- ●**重大な副作用**…血糖値異常，悪性症候群，肝機能障害，けいれんなど

通 セロクエル®

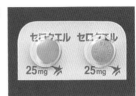

- **一般名**…クエチアピンフマル酸塩
- **分類**…第二世代抗精神病薬—MARTA（多元受容体標的化抗精神病薬）
- **剤形**…錠・細粒
- **消失経路**…肝
- **透析性**…除去されない
- **用法・用量**…［統合失調症］開始時は 1 回25mgを 1 日 2 〜 3 回より，徐々に増量，維持量は 1 日150〜600mgを 2 〜 3 回に分割， 1 日最大750mgまで
- **主な副作用**…眠気，倦怠感，神経過敏，体重増加，血糖値異常，便秘，不眠，傾眠，不安，肝機能障害，頭痛，めまい，食欲不振，悪心，頻脈，起立性低血圧，心悸亢進
- **重大な副作用**…血糖値異常，悪性症候群，肝機能障害，けいれん，横紋筋融解症，無顆粒球症，白血球減少，黄疸，麻痺性イレウス，遅発性ジスキネア，肺塞栓症，深部静脈血栓症

禁 # リーマス®

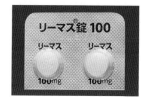

- ●**一般名**…炭酸リチウム
- ●**分類**…躁病・躁状態治療薬
- ●**剤形**…錠
- ●**消失経路**…腎
- ●**透析性**…除去される
- ●**用法・用量**…［躁病および躁う
  つ病の躁状態］開始時は1日400〜600mgを2〜3回に分
  割，3日ないし1週間ごとに1日1,200mgまで漸増，維持量
  は改善後，症状を観察しながら1日200〜800mgを1〜3回
  分割に漸減　［透析患者］腎障害ではリチウムが体内貯留しやすい
  ため禁忌
- ●**主な副作用**…振戦，口渇，下痢，嘔気，めまいなど
- ●**重大な副作用**…リチウム中毒，悪性症候群，洞不全症候群，高
  度徐脈，腎機能低下，甲状腺機能低下症など

通 アリセプト®

- **一般名**…ドネペジル塩酸塩
- **分類**…アルツハイマー型, レビ
  ー小体型認知症治療薬
- **剤形**…錠・D錠・細粒・ドライ
  シロップ・内服ゼリー

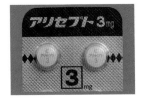

- **消失経路**…肝
- **透析性**…除去されない
- **用法・用量**…[アルツハイマー型認知症における認知症症状の
  進行抑制] 3 mgを1日1回から開始, 1〜2週間後に5 mg
  に増量 [高度のアルツハイマー型認知症患者] 5 mgで4週間
  以上経過後, 10mgに増量 [レビー小体型認知症における認知
  症症状の進行抑制] 3 mgを1日1回から開始, 1〜2週間後
  に5 mgに増量. 5 mgで4週間以上経過後, 10mgに増量
- **主な副作用**…食欲不振, 嘔気, 嘔吐, 下痢, 興奮, 不穏, 不眠
  など
- **重大な副作用**…QT延長, 心室頻拍, 消化性潰瘍, 肝機能障害
  など

減 レミニール®

- ●**一般名**…ガランタミン臭化水素酸塩
- ●**分類**…アルツハイマー型認知症治療薬
- ●**剤形**…錠・OD錠・内用液
- ●**消失経路**…肝，一部腎
- ●**透析性**…除去されない
- ●**用法・用量**…[軽度および中等度のアルツハイマー型認知症における認知症症状の進行抑制] 4mgを1日2回から開始し，4週間後に8mgを1日2回に増量，最大量は12mgを1日2回 透析患者 3/4に減量または低用量から慎重投与
- ●**主な副作用**…悪心，嘔吐，食欲不振，下痢，食欲減退，頭痛など
- ●**重大な副作用**…失神，徐脈，急性汎発性発疹性膿疱症，肝炎など

減 メマリー®

- ●**一般名**…メマンチン塩酸塩
- ●**分類**…アルツハイマー型認知症治療薬
- ●**剤形**…錠・OD錠・ドライシロップ
- ●**消失経路**…腎
- ●**透析性**…除去されない

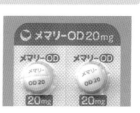

- ●**用法・用量**…[中等度および高度のアルツハイマー型認知症における認知症症状の進行抑制] 5mgを1日1回から開始し，1週間に5mgずつ増量，維持量は20mgを1日1回 透析患者 1日1回10mg
- ●**主な副作用**…めまい，便秘，体重減少，頭痛など
- ●**重大な副作用**…けいれん，失神，精神症状（激越、幻覚、錯乱など），肝機能障害など

減 フェノバール®

- **一般名**…フェノバルビタール
- **分類**…抗てんかん薬
- **剤形**…錠・散・原末・エリキシル・注
- **消失経路**…肝および腎
- **透析性**…除去される（血中濃度低下率30〜70%）
- **用法・用量**…【内服】［てんかん，鎮静］1日30〜200mgを1〜4回に分割［不眠症］30〜200mgを就寝前【注射】50〜200mgを1日1〜2回，皮下注または筋注 透析患者 内服，注射ともに投与間隔を1.5〜2倍に延長する
- **主な副作用**…眠気，めまい，頭痛，せん妄，食欲不振など
- **重大な副作用**…肝機能障害，依存性，顆粒球減少，呼吸抑制など

減 アレビアチン®/ヒダントール®

- **一般名**…フェニトイン
- **分類**…抗てんかん薬
- **剤形**…錠・散・注
- **消失経路**…肝
- **透析性**…除去されない

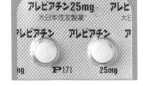

- **用法・用量**…［強直間代発作，焦点発作，自律神経発作，精神運動発作］【内服】1日200〜300mgを分割【注射】本剤2.5〜5mL（力価125〜250mg）を，1分間1mLを超えない速度で徐々に静注 透析患者 1日150〜200mgを2〜3回に分割で投与開始し，治療薬物モニタリング（TDM）を実施して用量調節を行う
- **主な副作用**…眠気，めまい，運動失調，視覚障害，歯肉増殖など
- **重大な副作用**…SLE様症状，再生不良性貧血，肝機能障害など

慎 デパケン®/デパケン®R/セレニカ®R

- ●**一般名**…バルプロ酸ナトリウム
  徐放錠

- ●**分類**…抗てんかん薬

- ●**剤形**…デパケン®：錠・細粒・シロップ，デパケン®R：錠，セレニカ®R：錠・顆粒

- ●**消失経路**…肝

- ●**透析性**…除去されない

- ●**用法・用量**…［各種てんかん，躁病および躁うつ病の躁状態］1日400～1,200mgを1～2回に分割．デパケン®錠は用法が1日2～3回となる［片頭痛発作の発症抑制］1日400～800mgを1～2回に分割，1日最大1,000mgまで．デパケン®錠は用法が1日2～3回となる 透析患者 減量の必要はないが，蛋白結合率が低下するため要注意

- ●**主な副作用**…高アンモニア血症，眠気，悪心，白血球減少など

- ●**重大な副作用**…肝機能障害，溶血性貧血，急性膵炎，間質性腎炎など

- **一般名**…ガバペンチン
- **分類**…抗てんかん薬
- **剤形**…錠・シロップ
- **消失経路**…腎　尿中未変化体排泄率ほぼ100%
- **透析性**…除去される

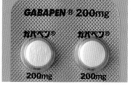

- **用法・用量**…[部分発作に対する抗てんかん薬との併用療法] 1日目は1日600mgを3回に分割，2日目は1日1,200mgを3回に分割，3日目以降（維持量）は1日1,200～1,800mgを3回に分割，1日最大2,400mgまで [透析患者] Ccr 5 mL/分以上の場合，初日は200mgを1日1回，維持量は300mgを2日に1回，透析日は透析後に200mgを追加投与．Ccr 5 mL/分未満の場合，初日は200mgを単回投与したのち，透析後に200，300または400mgを追加投与
- **主な副作用**…眠気，めまい，頭痛，複視，倦怠感など
- **重大な副作用**…急性腎不全，肝機能障害，横紋筋融解症など

減 トピナ®

- **一般名**…トピラマート
- **分類**…抗てんかん薬
- **剤形**…錠・細粒
- **排泄経路**…主に腎
- **透析性**…除去される
- **用法・用量**…[部分発作に対する抗てんかん薬との併用療法] 1回量50mgを1日1回または1日2回で開始. 以後, 1週間以上の間隔をあけて漸増し, 維持量として1日200〜400mgを2回に分割. 1日最大600mgまで (透析患者) クリアランスが低下することがあるため1/2以下に減量
- **主な副作用**…傾眠, 体重減少, 浮動性めまい, 無食欲および大食症候群など
- **重大な副作用**…続発性閉塞隅角緑内障, 腎・尿路結石, 代謝性アシドーシスなど

減 **イーケプラ®**

- **一般名**…レベチラセタム
- **分類**…抗てんかん薬
- **剤形**…錠・ドライシロップ・注
- **排泄経路**…腎
- **透析性**…除去される

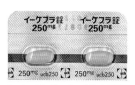

ユーシービージャパン（株）より提供

- **用法・用量**…［部分発作に対する単剤療法・併用療法，強直間代発作に対する併用療法］【内服】1回量500mgを1日2回．症状により1日3,000mgを超えない範囲で適宜増減するが，増量は2週間以上の間隔をあけて1日用量として1,000mg以下ずつ【注】一時的に経口投与ができないてんかん患者に対する代替療法薬であり，経口剤と同じ1日用量および投与回数で治療が可能 透析患者 1回500〜1,000mgを1日1回．透析後は250〜500mgを追加投与
- **主な副作用**…鼻咽頭炎，傾眠，頭痛，浮動性めまい，下痢，便秘など
- **重大な副作用**…汎血球減少，肝不全，膵炎，攻撃性，自殺企図，急性腎不全など

通 セルシン®/ホリゾン®

- **一般名**…ジアゼパム
- **分類**…抗てんかん薬，抗不安薬—ベンゾジアゼピン系
- **剤形**…錠・散・シロップ・注
- **消失経路**…肝
- **透析性**…除去されない

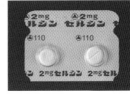

- **用法・用量**…[不安・緊張・抑うつ，脳脊髄疾患に伴う筋けいれん・疼痛] ホリゾン®注は，有機リン中毒，カーバメート中毒にも適応あり【内服】2〜5mgを1日2〜4回，外来患者は1日15mgまで【注射】初回10mgをできるだけ緩徐に筋注または静注．以後，必要に応じて3〜4時間ごとに注射
- **主な副作用**…眠気，ふらつき，歩行失調，頭痛，霧視，頻脈，便秘，口渇など
- **重大な副作用**…薬物依存，刺激興奮，錯乱，呼吸抑制など

- **一般名**…ミダゾラム
- **分類**…催眠鎮静薬
- **剤形**…注
- **消失経路**…肝（ただし，腎不全患者では活性
  代謝物が蓄積する可能性があるため注意が必
  要）

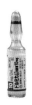

- **透析性**…除去されない
- **用法・用量**…［麻酔前投薬］0.08〜0.10mg/kgを手術前30分
  〜1時間に筋注［全身麻酔の導入および維持］0.15〜
  0.30mg/kgを緩徐に静注し，必要に応じて初回量の半量ない
  し同量を追加投与 [透析患者]活性代謝物が蓄積するため50％に
  減量
- **主な副作用**…発疹，悪心，嘔吐，肝機能障害，不整脈，発汗など
- **重大な副作用**…無呼吸，呼吸抑制，舌根沈下，心停止，心室頻
  拍，心室性頻脈，依存性，アナフィラキシーショック，悪性症
  候群など

通 デパス®

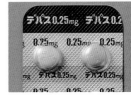

- ●**一般名**…エチゾラム
- ●**分類**…抗不安薬―ベンゾジアゼ ピン系
- ●**剤形**…錠・細粒
- ●**消失経路**…肝
- ●**透析性**…除去されない
- ●**用法・用量**…[神経症，うつ病] 1回1mgを1日3回 [心身 症，頸椎症，腰痛症，筋収縮性頭痛] 1回0.5mgを1日3回 [睡眠障害] 1日1〜3mgを就寝前 [高齢者] 1日最大 1.5mgまで
- ●**主な副作用**…眠気，ふらつき，倦怠感，脱力感など
- ●**重大な副作用**…呼吸抑制，悪性症候群，横紋筋融解症，間質性 肺炎，肝機能障害など

通 コンスタン®/ソラナックス®

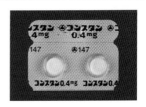

- ●**一般名**…アルプラゾラム
- ●**分類**…抗不安薬―ベンゾジアゼ ピン系
- ●**剤形**…錠
- ●**消失経路**…肝
- ●**透析性**…除去されない
- ●**用法・用量**…[心身症] 1回0.4mgを1日3回，1日最大 2.4mgを3〜4回に分割 [高齢者] 0.4mgを1日1〜2回か ら開始，1日最大1.2mgまで
- ●**主な副作用**…傾眠，めまい，倦怠感，口渇など
- ●**重大な副作用**…薬物依存，刺激興奮，錯乱，呼吸抑制，肝機能 障害など

慎　ビ・シフロール®

- **一般名**…プラミペキソール塩酸塩水和物
- **分類**…ドパミン作動性パーキンソン病治療薬，レストレスレッグス症候群治療薬
- **剤形**…錠
- **消失経路**…腎
- **透析性**…除去されない
- **用法・用量**…[パーキンソン病] 初期量は1日0.25mg，2週目に1日0.5mg，1週間ごとに1日量として0.5mgずつ増量．維持量は標準1日1.5～4.5mg，1日1.5mg未満の場合は朝夕食後に分割，1.5mg以上の場合は毎食後に分割．1日最大4.5mgまで [中等度から高度の特発性レストレスレッグス症候群] 0.25mgを1日1回就寝2～3時間前，0.125mgから始め，0.75mgまでの範囲で1週間以上の間隔をあけて増量　透析患者 排泄がきわめて遅延する恐れがあり，十分な使用経験がないため，状態を観察しながら慎重に投与
- **主な副作用**…ジスキネジア，傾眠，嘔気，消化不良，幻覚など
- **重大な副作用**…突発的睡眠，幻覚，妄想，悪性症候群，横紋筋融解症など

減 グラマリール®

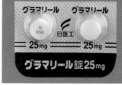

- **一般名**…チアプリド塩酸塩
- **分類**…中枢神経用薬
- **剤形**…錠・細粒
- **消失経路**…腎
- **透析性**…不明
- **用法・用量**…[脳梗塞後遺症に伴う攻撃的行為，精神興奮，徘徊，せん妄の改善] 1日75〜150mgを3回に分割 [特発性ジスキネジアおよびパーキンソニズムに伴うジスキネジア] 1日75〜150mgを3回に分割（[パーキンソニズムに伴うジスキネジア] 25mgを1日1回から投与開始）[透析患者] 半減期が約5倍に延長するため，1日25mgを基準に投与．1日最大50mg
- **主な副作用**…眠気，めまい，口渇，不眠，振戦，パーキンソン症候群，流涎など
- **重大な副作用**…悪性症候群，昏睡，けいれん，QT延長，心室頻拍など

第 3 章

透析室でよく使われる
漢方薬

透析室でよく使われる漢方薬

透析患者に用いられる主な医療用漢方薬

通　ツムラ芍薬甘草湯

- **一般名**…芍薬甘草湯（シャクヤクカンゾウトウ）
- **組成**…カンゾウ，シャクヤク
- **分類**…漢方（急激に起こる筋肉のけいれんを伴う疼痛）
- **剤形**…顆粒
- **消失経路**…該当資料なし
- **透析性**…該当資料なし
- **用法・用量**…1日7.5gを2～3回に分割 [透析患者] こむら返り時に頓服．けいれんが頻発するときは透析前に予防的に服用
- **主な副作用**…発疹，瘙痒，悪心
- **重大な副作用**…間質性肺炎，偽アルドステロン症，うっ血性心不全，ミオパチー，肝機能障害

通　ツムラ補中益気湯

- **一般名**…補中益気湯（ホチュウエッキトウ）
- **組成**…オウギ，ソウジュツ，ニンジン，トウキ，サイコ，タイソウ，チンピ，カンゾウ，ショウマ，ショウキョウ
- **分類**…漢方（消化機能が衰え，倦怠感が著しい虚弱体質者の体力増強，食欲不振など）
- **剤形**…顆粒
- **消失経路**…該当資料なし
- **透析性**…該当資料なし
- **用法・用量**…1日7.5gを2～3回に分割
- **主な副作用**…発疹，食欲不振
- **重大な副作用**…間質性肺炎，偽アルドステロン症，ミオパチー，肝機能障害

通 ツムラ六君子湯

- **一般名**…六君子湯（リックン シ トウ）
- **組成**…ソウジュツ，ニンジン，ハンゲ，ブクリョウ，タイソウ，チンピ，カンゾウ，ショウキョウ
- **分類**…漢方（胃炎，食欲不振，胃痛，嘔吐など）
- **剤形**…顆粒
- **消失経路**…該当資料なし
- **透析性**…該当資料なし
- **用法・用量**…1日7.5gを2〜3回に分割
- **主な副作用**…発疹，悪心
- **重大な副作用**…偽アルドステロン症，ミオパチー，肝機能障害

通 ツムラ大黄甘草湯

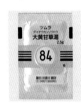

- **一般名**…大黄甘草湯（ダイオウカンゾウトウ）
- **組成**…ダイオウ，カンゾウ
- **分類**…漢方（便秘症）
- **剤形**…顆粒
- **消失経路**…該当資料なし
- **透析性**…該当資料なし
- **用法・用量**…1日7.5gを2〜3回に分割
- **主な副作用**…食欲不振，腹痛，下痢
- **重大な副作用**…偽アルドステロン症，ミオパチー

通 ツムラ麻子仁丸

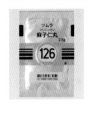

- ●**一般名**…麻子仁丸（マ シ ニ ン ガ ン）
- ●**組成**…マシニン，ダイオウ，キジツ，キョウニン，コウボク，シャクヤク
- ●**分類**…漢方（便秘）
- ●**剤形**…顆粒
- ●**消失経路**…該当資料なし
- ●**透析性**…該当資料なし
- ●**用法・用量**…1日7.5gを2～3回に分割
- ●**主な副作用**…食欲不振，腹痛，下痢
- ●**重大な副作用**…記載なし

通 ツムラ当帰飲子

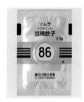

- ●**一般名**…当帰飲子（ト ウ キ イ ン シ）
- ●**組成**…トウキ，ジオウ，シツリシ，シャクヤク，センキュウ，ボウフウ，カシュウ，オウギ，ケイガイ，カンゾウ
- ●**分類**…漢方（慢性湿疹，かゆみ）
- ●**剤形**…顆粒
- ●**消失経路**…該当資料なし
- ●**透析性**…該当資料なし
- ●**用法・用量**…1日7.5gを2～3回に分割
- ●**主な副作用**…発疹，瘙痒，食欲不振
- ●**重大な副作用**…偽アルドステロン症，ミオパチー

ツムラ十全大補湯

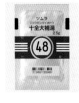

- **一般名**…十全大補湯 _{ジュウゼンタイ ホ トウ}
- **組成**…オウギ，ケイヒ，ジオウ，シャクヤク，センキュウ，ソウジュツ，トウキ，ニンジン，ブクリョウ，カンゾウ
- **分類**…漢方（病後の体力低下，疲労倦怠，食欲不振，手足の冷えなど）
- **剤形**…顆粒
- **消失経路**…該当資料なし
- **透析性**…該当資料なし
- **用法・用量**… 1 日7.5gを 2 ～ 3 回に分割
- **主な副作用**…発疹，食欲不振
- **重大な副作用**…偽アルドステロン症，ミオパチー，肝機能障害

ツムラ加味帰脾湯

- **一般名**…加味帰脾湯 _{カ ミ キ ヒ トウ}
- **組成**…オウギ，サイコ，サンソウニン，ソウジュツ，ニンジン，ブクリョウ，リュウガンニク，オンジ，サンシシ，タイソウ，トウキ，カンゾウ，ショウキョウ，モッコウ
- **分類**…漢方（不眠症，精神不安，神経症など）
- **剤形**…顆粒
- **消失経路**…該当資料なし
- **透析性**…該当資料なし
- **用法・用量**… 1 日7.5gを 2 ～ 3 回に分割
- **主な副作用**…発疹，食欲不振
- **重大な副作用**…偽アルドステロン症，ミオパチー，腸間膜静脈硬化症

第 4 章

患者自身で入手できる
注意すべき薬剤

患者自身で入手できる
注意すべき薬剤

注意すべきOTC薬・サプリメント

禁 ガスター10® (医療用ガスター®のスイッチOTC薬)

- ●リスク区分…第1類医薬品
- ●一般名…ファモチジン
- ●分類…ヒスタミンH₂受容体拮抗剤
  含有薬

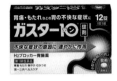

- ●剤形…錠・散・口腔内崩壊錠
- ●消失経路…腎臓
- ●透析性…除去される
- ●用法・用量…1回1錠（10mg）を1日2回まで [透析患者] 医
  療用は減量して用いるが，OTC薬としては禁忌
- ●主な副作用…便秘，下痢，口渇
- ●重大な副作用…ショック，皮膚粘膜眼症候群，中毒性表皮壊死
  融解症，横紋筋融解症，肝機能障害，血液障害

禁 アシノン®Z (医療用アシノン®のスイッチOTC薬)

- ●リスク区分…第1類医薬品
- ●一般名…ニザチジン
- ●分類…ヒスタミンH₂受容体拮抗剤
  含有薬

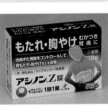

- ●剤形…錠・内服液
- ●消失経路…腎臓
- ●透析性…除去される
- ●用法・用量…1回1錠（75mg）を1日2回まで [透析患者] 医
  療用は減量して用いるが，OTC薬としては禁忌
- ●主な副作用…便秘，下痢，口渇
- ●重大な副作用…ショック，皮膚粘膜眼症候群，中毒性表皮壊死
  融解症，肝機能障害，血液障害

禁 スクラート胃腸薬

- ●**リスク区分**…第2類医薬品
- ●**一般名**…スクラルファート水和物，ケイ酸アルミン酸マグネシウム，ロートエキス，アズレンスルホン酸ナトリウム，L-グルタミン，合成ヒドロタルサイトなど

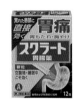

- ●**分類**…制酸薬
- ●**剤形**…顆粒・散
- ●**消失経路**…吸収されたアルミニウムは腎臓
- ●**透析性**…該当資料なし
- ●**用法・用量**…1回1包を1日3回 [透析患者] 長期間服用することでAl脳症やAl骨症，貧血などが出現する可能性がある
- ●**主な副作用**…発疹，かゆみ，口渇，吐き気，便秘，下痢
- ●**重大な副作用**…記載なし

禁 太田胃散

- ●**リスク区分**…第2類医薬品
- ●**一般名**…ケイヒ，ウイキョウ，炭酸水素ナトリウム，沈降炭酸カルシウム，合成ケイ酸アルミニウムなど

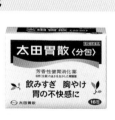

- ●**分類**…総合胃腸薬
- ●**剤形**…散
- ●**消失経路**…吸収されたアルミニウムは腎臓
- ●**透析性**…該当資料なし
- ●**用法・用量**…1回1.3gを1日3回 [透析患者] 長期間服用することでAl脳症やAl骨症，貧血などが出現する可能性がある
- ●**主な副作用**…発疹，かゆみ，発赤
- ●**重大な副作用**…記載なし

慎 酸化マグネシウムE便秘薬

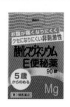

- ●**リスク区分**…第3類医薬品
- ●**一般名**…酸化マグネシウム
- ●**分類**…瀉下薬（下剤）
- ●**剤形**…錠
- ●**消失経路**…吸収されたマグネシウムは腎臓
- ●**透析性**…該当資料なし
- ●**用法・用量**…1回3〜6錠（1,000〜2,000mg）を1日1回 [透析患者] マグネシウムの排泄障害があるため慎重に投与
- ●**主な副作用**…下痢
- ●**重大な副作用**…高マグネシウム血症

禁 ロキソニン®S（医療用ロキソニン®のスイッチOTC薬）

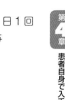

- ●**リスク区分**…第1類医薬品
- ●**一般名**…ロキソプロフェンナトリウム水和物
- ●**分類**…解熱鎮痛薬
- ●**剤形**…錠
- ●**消失経路**…肝臓
- ●**透析性**…除去されない
- ●**用法・用量**…1回1錠（60mg）を1日2回まで．再度症状が出現した場合には3回目を服用できる [透析患者] 医療用は無尿の患者であれば投与可能と考えられるが，OTC薬としては禁忌
- ●**主な副作用**…消化器症状
- ●**重大な副作用**…ショック，皮膚粘膜眼症候群，中毒性表皮壊死融解症，肝障害，腎障害，喘息，血液障害

通 イブ®A錠

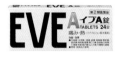

- **リスク区分**…第2類医薬品
- **一般名**…イブプロフェン，アリルイ ソプロピルアセチル尿素，無水カフ ェイン
- **分類**…解熱鎮痛薬
- **剤形**…錠
- **消失経路**…肝臓
- **透析性**…除去されない
- **用法・用量**…1回2錠（イブプロフェン150mg）を1日3回 まで
- **主な副作用**…消化器症状
- **重大な副作用**…ショック，皮膚粘膜眼症候群，中毒性表皮壊死 融解症，肝機能障害，腎障害，喘息など

禁 新コンタック鼻炎Z （医療用ジルテック®のスイッチOTC薬）

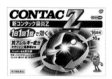

- **リスク区分**…第2類医薬品
- **一般名**…セチリジン塩酸塩
- **分類**…鼻炎用内服薬
- **剤形**…錠
- **消失経路**…腎臓
- **透析性**…除去されない
- **用法・用量**…1回1錠（10mg）を1日1回 〔透析患者〕高い血 中濃度が持続するため禁忌
- **主な副作用**…口渇，便秘，下痢，眠気
- **重大な副作用**…ショック，けいれん，肝機能障害，血小板減少

減 アレグラ®FX （医療用アレグラ®のスイッチOTC薬）

- **リスク区分**…第2類医薬品
- **一般名**…フェキソフェナジン塩酸塩
- **分類**…鼻炎用内服薬
- **剤形**…錠
- **消失経路**…肝臓
- **透析性**…除去されない
- **用法・用量**…1回1錠（60mg）を1日2回 透析患者 血中濃度が上昇するため，半量に減量を推奨
- **主な副作用**…口渇，便秘，下痢
- **重大な副作用**…ショック，肝機能障害，無顆粒球症，白血球減少，好中球減少

禁 トランシーノ® II

- **リスク区分**…第1類医薬品
- **一般名**…トラネキサム酸，L-システイン，アスコルビン酸，ピリドキシン塩酸塩，パントテン酸カルシウム
- **分類**…ビタミンC主薬製剤（肝斑の改善）
- **剤形**…錠
- **消失経路**…腎臓（トラネキサム酸）
- **透析性**…除去される
- **用法・用量**…1回2錠を1日2回 [透析患者] けいれんが出現することがあるため禁忌
- **主な副作用**…発疹，かゆみ，吐き気，腹痛，動悸，頭痛
- **重大な副作用**…透析患者でけいれん

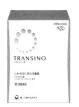

通 セントジョーンズワート

- **成分名**…セントジョーンズワート（セイヨウオトギリソウ）
- **分類**…サプリメント
- **消失経路**…該当資料なし
- **透析性**…該当資料なし
- **用法・用量**…相互作用に注意が必要（ジゴキシン，シクロスポリン，ワルファリン，経口避妊薬，テオフィリンなどの作用減弱が報告されている）
- **主な副作用**…不眠，胃腸の不快，疲労感，めまい
- **重大な副作用**…記載なし

禁 　青汁

- ●成分名…青汁（ケール，オオムギ若葉，アシタバ，モロヘイヤ などを原料としてつくられるいわゆる健康食品の俗称）
- ●分類…サプリメント
- ●消失経路…該当資料なし
- ●透析性…該当資料なし
- ●用法・用量… [透析患者] 多量のカリウムを含むため禁忌
- ●重大な副作用…腎不全患者では高カリウム血症となり重篤な不整脈の恐れ

禁 　ビタミンA

- ●成分名…ビタミンA
- ●分類…サプリメント
- ●消失経路…肝臓
- ●透析性…除去されない
- ●用法・用量…成人男性の推奨量は850〜900µgRAE／日，成人女性は650〜700µgRAE／日（RAE…レチノール活性当量）[透析患者] もともとビタミンA濃度が高いため控えるべき
- ●主な副作用…過剰摂取で頭痛，悪心・嘔吐，肝機能障害，皮膚瘙痒，高カルシウム血症
- ●重大な副作用…記載なし

減　ビタミンC

- **成分名**…ビタミンC
- **分類**…サプリメント
- **消失経路**…腎臓
- **透析性**…50%近くが除去される
- **用法・用量**…多くのサプリメントで1,000mg/日程度．成人の推奨量は100mg/日 [透析患者] 欠乏しやすいため，少量のビタミンC（60mg/日）を継続して服用[1]
- **主な副作用**…透析患者が大量摂取すると，代謝産物のシュウ酸が蓄積しシュウ酸カルシウムが骨や腎に沈着
- **重大な副作用**…記載なし

慎　ビタミンD

- **成分名**…ビタミンD
- **分類**…サプリメント
- **消失経路**…肝臓
- **透析性**…除去されない
- **用法・用量**…成人の目安量は8.5μg/日 [透析患者] 市販のビタミンD製剤は活性型ではないため，透析患者では効果が期待できない．透析患者はすでに活性型ビタミンD_3製剤を処方されている場合がある
- **主な副作用**…過剰摂取による高カルシウム血症
- **重大な副作用**…記載なし

カルシウム

- **成分名**…カルシウム
- **分類**…サプリメント
- **消失経路**…腎臓
- **透析性**…除去される
- **用法・用量**…成人男性の推奨量は700〜800mg/日，成人女性は600〜650mg/日 [透析患者] リン吸着薬としてのカルシウム製剤や活性型ビタミンD_3製剤が処方されている場合があり，高カルシウム血症になりやすいため摂取は控えるべき
- **主な副作用**…高カルシウム血症，結石症，便秘
- **重大な副作用**…記載なし

引用・参考文献

1）平田純生編．"必須栄養素としてのビタミン"．腎不全と健康食品・サプリメント・OTC薬：敵か味方か正しい情報と使い方．東京，南江堂，2006，34-7.

第**4**章

患者自身で入手できる注意すべき薬剤

索 引

薬剤索引

編集・執筆者一覧

編集

平田 純生（ひらた すみお）　I&H株式会社学術研修部

執筆

第1章　透析合併症関連薬

平田 純生（ひらた すみお）　I&H株式会社学術研修部

第2章　診療科別の注意すべき薬剤

1　循環器科

柴田 啓智（しばた あきとも）　社会福祉法人恩賜財団済生会熊本病院薬剤部
薬剤管理指導室長

2　消化器科

濟川 聡美（すみかわ さとみ）　愛媛大学医学部附属病院薬剤部薬剤師

3　糖尿病・内分泌代謝内科

佐々 扶美（さっさ ふみ）　社会福祉法人恩賜財団済生会熊本病院薬剤部薬剤師

4　皮膚科・アレルギー科/5　整形外科

山室 蕗子（やまむろ ふきこ）　熊本市立熊本市民病院薬剤部薬剤部長

6　精神科

河野 陽介（こうの ようすけ）　株式会社ファーマダイワ研修部部長／
スマイル薬局薬局長

第3章　透析室でよく使われる漢方薬

長谷川 浩三（はせがわ こうぞう）　有限会社ティーアールのぞみ薬局

第4章　患者自身で入手できる注意すべき薬剤

長谷川 浩三（はせがわ こうぞう）　有限会社ティーアールのぞみ薬局

編著者紹介

平田 純生 (ひらた すみお)
I&H株式会社学術研修部

略歴

1977年3月	大阪薬科大学薬学部薬学科卒業
4月	白鷺病院（大阪市）に入職
1987年4月	白鷺病院薬剤科長
2001年4月	白鷺病院研究室次長
2004年9月	九州大学博士課程において薬学博士取得
2005年10月	オレゴン州立大学薬学部客員教授
2006年4月	熊本大学薬学部臨床薬理学分野教授
2008年4月	熊本大学薬学部附属育薬フロンティアセンター長兼任
2020年4月	I&H株式会社学術研修部，現在に至る

学会・研究会活動

日本腎臓病薬物療法学会理事長（腎臓病薬物療法専門薬剤師）
日本医薬品安全性学会副理事長（医薬品安全性指導者・医薬品安全性専門薬剤師）
日本医療薬学会代議員（日本医療薬学会指導薬剤師）
日本腎臓財団評議員，日本化学療法学会評議員，
日本腎臓学会会員，日本透析医学会会員 など

主な著書（編著）

『腎不全と薬の使い方Q＆A 第2版』（じほう，2020年）
『腎機能別薬剤投与量POCKETBOOK 第3版』（じほう，2020年）
『透析患者への投薬ガイドブック 改訂3版』（じほう，2017年）
『腎機能に応じた投与戦略』（医学書院，2016年）
『透析ナースのための服薬指導：平田ゼミ』（メディカ出版，2014年）
など多数

かいてい　はん
改訂3版

とうせきかんじゃ　やくざい
透析患者の薬剤ポケットブック

てきせいとうよりょうアンドふくやくし どう
―適正投与量&服薬指導のポイントが
ひとめでわかる!

2012年12月 5 日発行	第 1 版第 1 刷
2014年12月10日発行	第 1 版第 2 刷
2016年12月15日発行	第 2 版第 1 刷
2021年 6 月25日発行	第 3 版第 1 刷

ひらた　すみお
編　著	平田　純生
発行者	長谷川　翔
発行所	株式会社メディカ出版
	〒532-8588
	大阪市淀川区宮原 3 - 4 - 30
	ニッセイ新大阪ビル16F
	https://www.medica.co.jp/
編集担当	白石あゆみ／西川雅子
装　幀	藤田修三
イラスト	トモダマコト
組　版	稲田みゆき
印刷・製本	株式会社シナノ パブリッシング プレス

© Sumio HIRATA, 2021

ISBN978-4-8404-7573-0　　　Printed and bound in Japan

当社出版物に関する各種お問い合わせ先 (受付時間:平日9:00〜17:00)
●編集内容については、編集局 06-6398-5048
●ご注文・不良品(乱丁・落丁)については、お客様センター 0120-276-591